U0216243

中药学实验教学系列教材

指导委员会

主任 彭代银

委员 许　钒　桂双英　金　涌　陈　浩　年四辉
韩邦兴　王文建　施伶俐　王甫成

编　委　会

主编 桂双英

编委 （按姓氏笔画排序）

马　伟　马世堂　马灵珍　马陶陶　方艳夕
方清影　王　汀　王　茜　王存琴　包淑云
申传濮　任小松　刘　东　刘汉珍　刘劲松
刘超祥　刘耀武　华　芳　安凤霞　年四辉
朱　惠　朱月健　朱富成　汝燕涛　许　燕
闫　攀　何　宁　何宝佳　吴　飞　宋　珏
宋向文　张　伟　张艳华　张晴晴　李　军
李　芳　李丽华　李耀亭　杨青山　沈　悦
陆松侠　陆维丽　陈　浩　陈乃东　陈艳君
周凌云　朋汤义　郑峙澐　施伶俐　查良平
胡婷婷　赵玉姣　郭伟娜　顾晶晶　黄　琪
储姗姗　储晓琴　彭　灿　彭华胜　程　翔
程铭恩　谢　晋　谢冬梅　窦金凤　戴　军

生物药剂学
与药物动力学实验

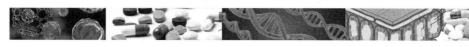

主　审　桂双英

主　编　储晓琴

编　委　（按姓氏笔画排序）

王　茜（安徽中医药大学）

朱富成（皖西学院）

李丽华（皖南医学院）

李耀亭（皖西学院）

宋　珏（安徽医科大学）

陈　浩（安徽科技学院）

郑峙澐（安徽中医药大学）

储晓琴（安徽中医药大学）

中国科学技术大学出版社

内 容 简 介

　　本书是在多所高校自编实验讲义基础之上编写而成的,充分吸收了各高校的实验教改成果和科研成果。全书分为实验基础、验证性实验和综合性实验三篇。实验基础对生物药剂学与药物动力学实验所需的基本实验技能、生物样品的处理、仪器分析、检测方法等进行介绍;验证性实验以训练为目标,通过实验基础知识和技能训练,以更好地理解学科的基本知识和研究方法,实验内容体现了药物的吸收、分布、代谢和排泄,以及整体药动学;综合性实验将相关的实验知识内容进行融合,实验设计上涵盖药物制剂、表征、药代动力学、体内药物分析等,体现多学科交叉,有利于强化学生的动手能力和思维训练,培养学生分析和解决问题的能力。

　　本书可供中药学、药学及其相关专业的本科生学习使用,也可供药物研发人员参考。

图书在版编目(CIP)数据

生物药剂学与药物动力学实验/储晓琴主编. —合肥:中国科学技术大学出版社,2022.9

(中药学实验教学系列教材)

ISBN 978-7-312-05237-8

Ⅰ. 生… Ⅱ. 储… Ⅲ. ① 生物药剂学—高等学校—教材 ② 药物代谢动力学—实验—高等学校—教材 Ⅳ. ① R945 ② R969.1-33

中国版本图书馆 CIP 数据核字(2022)第 123344 号

生物药剂学与药物动力学实验

SHENGWU YAOJIXUE YU YAOWU DONGLIXUE SHIYAN

出版	中国科学技术大学出版社
	安徽省合肥市金寨路 96 号,230026
	http://press.ustc.edu.cn
	https://zgkxjsdxcbs.tmall.com
印刷	安徽国文彩印有限公司
发行	中国科学技术大学出版社
开本	710 mm×1000 mm　1/16
印张	10
字数	207 千
版次	2022 年 9 月第 1 版
印次	2022 年 9 月第 1 次印刷
定价	30.00 元

序

中药学是实践特色突出的学科门类,"科学思维与中医药思维"并重和"传承有特色、创新有基础、服务有能力"是中药学专业人才的培养理念与目标。实验教学是中药学专业人才培养的重要组成部分,是实现教学理论与实践紧密结合,培养学生中医药思维、提升创新意识、提高中药技能和综合运用能力的必要手段和不可或缺的主要环节。

实验教材作为实验教学内容与方法的信息载体,是开展实验教学的基本依据,是深入教学改革和保障教学质量的重要基础,也是教学改革和科研成果的固化。教材建设并不是单项行为,在学科、专业、课程、教材一体化体系中,它是人才培养目标实现的重要支撑;同时,教材具有鲜明的与时俱进的时代性,是不同历史阶段保障"为谁培养人""培养什么人""怎么培养人"的核心教学资源。

当前,中医药高等教育正由规模化向内涵式发展转变,安徽中医药大学在四十载中药学专业人才培养实践中,以立德树人为根本,立足"北华佗,南新安"的中医药辉煌历史和种类丰富的中药资源特色,面向地方中医药产业发展需求,持续不断进行教育教学改革,逐步形成了"能识药、能制药、能用药、能评药、能创药"的五种专业能力培养目标,以及具有创新性的应用型高素质中药人才培养模式,并在省内产生了较为广泛的辐射示范效应。但是,与之相应的、与"专业五能"培养相关的实验教材相对缺乏。

因此,本套安徽省省级规划教材——"中药学实验教学系列教材"的编写具有重要的现实意义。首先,本套系列教材的出版与中药学"专业五能"的培养紧密联系,它囊括了中药学专业核心实验课程教材——《药用植物学显微实验》《中药鉴定学实验》《中药化学实验》《中药药剂学实验》《中药炮制学实验》《生物药剂学与药物动力学实验》,及时满足了新时期"专业五能"实践能力培养的迫切需求;其次,本套系列教材的编写,凝聚了安徽省各高校中药学专业骨干教师的共同智慧和经验,在此过程中各位老师碰撞出了思想火花、凝聚了共识,形成了"老中青"相结合的编写队伍,有力提升了师资队伍水平。最后,本套系列教材强调中药传统技能的传承,培养学生的综合能力与创新思维,融入新的实验方法和技术,为凸显地方特色、培养符合地方实际需求的中药专业人才、巩固安徽中药人才培养改革成果提供有力支撑。

故愿应邀作序,祝愿本系列教材成为打造安徽中药学专业实验教学特色的有力抓手!祝愿中药学人才"专业能力"培养能够立足内涵、面向中药产业和行业取得更大的进步,为安徽中药学专业人才的高质量发展做出贡献!

彭代银

2019 年 12 月

前　　言

　　本书为普通高等学校"十三五"省级规划教材之一,并于2020年立项为"安徽省一流教材建设项目"。生物药剂学与药物动力学的研究对于明确药物体内过程、制剂优化、给药方案设计、临床合理应用等意义重大。作为中药类及药学类专业的核心主干课程,理论教学在医药类高校的开设已经普及,具备条件的高校也在逐渐完善实验教学。为了满足我省生物药剂学与药物动力学的实验教学的发展需求,特联合安徽中医药大学、安徽医科大学、皖南医学院、安徽科技学院、皖西学院等开设药学专业的院校合作编写此书。

　　本书在编写过程中主要参考各参编单位的自编实验讲义,并充分吸收各高校的实验教改成果和科研成果。全书在实验项目的选择上力求突出药物及其制剂的体内药代动力学研究,并引入现代分析技术和手段,共设置21个实验项目,其中验证性实验18个,综合性实验3个。实验要求学生不仅要掌握应用本课程的基本理论和研究方法,还要掌握贯穿药剂学、分析化学、生物化学、体内药物分析等课程的基础知识,并具备动物抓取、动物给药、生物样品采集、生物样品处理,以及使用高效液相色谱仪等现代分析仪器来测定体内药量等综合性的实操能力。通过实验,课堂讲授的重要理论和概念将得到了验证、巩固和充实,并且实验适当地拓宽了知识面,可以加深学生对课程的理解,从而掌握药代动力学实验的设计及数据的处理方法,掌握实验方法在医药相关领域的应用,掌握专业实验技能,提升独立思考的工作能力,培养科学的工作态度和良好的习惯。

　　本书的编写分工如下:第一篇"实验基础"中,朱富成编写了常见实验动物的捉持和给药方法;郑峙澐编写了生物样品的处理、常用分析仪器简介、生物样品的检测方法建立。第二篇"验证性实验"中,朱富成编写了生物样品采集;宋珏编写了磺胺嘧啶的大鼠在体肠吸收、外翻肠囊法测定柚皮素的肠吸收、丹皮酚制剂的生物利用度测定、氨茶碱缓释片体内外相关性实验；陈浩编写了 P-糖蛋白抑制剂对地高辛大鼠肠道转运的影响、绿原酸整体组织分布实验、大鼠肝微粒体代谢氯吡格雷的速率测定、苦参碱的大鼠胆汁排泄测定；李丽华编写了水杨酸的体外经皮渗透、平衡透析法测定血浆蛋白结合率、血药法测定药动学参数、尿药法测定药动学参数及生物利用度；王茜编写了离体大鼠肝脏灌流实验、重组 CYP3A4 酶代谢动力学实验、家兔肾清除率的测定、单室模型模拟实验；李耀亭编写了药物动力学的数据处理。第三篇"综合性实验"，由储晓琴和郑峙澪共同编写。

本书可供中药学、药学及其相关专业的本科生学习使用，也可供药物研发人员参考。

本书在编写过程中得到了各参编单位的大力支持，安徽中医药大学桂双英教授对书稿进行了审读，并给予具体指导，在此表示衷心感谢！另外，感谢芜湖职业技术学院的夏梦秋老师协助完成了教材的统稿和校对工作！同时感谢中国科学技术大学出版社的领导和编辑们的大力协助。

生物药剂学与药物动力学实验涉及的基础知识和技术领域非常广泛，专业性和实用性很强，由于编者水平有限，疏漏之处在所难免，敬请读者提出宝贵意见和建议，以便进一步修订完善。

编　者

2022 年 3 月

目　　录

第一篇　实　验　基　础

第二篇　验证性实验

第三篇　综合性实验

第一篇　实验基础

第一章　常见实验动物的捉持和给药方法

生物药剂学与药物动力学实验是研究机体对药物的处置的动态变化的一门实验课程,旨在培养学生掌握药动学实验设计的基本要求、实验的基本技能,提高学生分析问题和解决问题的能力。在药动学实验中,为了观察药物在机体内的吸收、分布、代谢及排泄过程,需将药物注入动物体内。给药的途径和方法多种多样,可根据实验目的、实验动物种类、药物剂型等情况确定。而为了保证实验的正常进行和避免咬伤,我们要学习正确的捉拿、固定动物的方法。

一、小白鼠的捉持和给药方法

(一) 捉持方法

提起鼠尾,放在粗糙物(如鼠笼)上面,右手轻向后拉其尾,此时小鼠前肢抓住粗糙面不动,用左手拇指和食指捏住小鼠双耳及头部皮肤,无名指、小指和掌心夹住其背部皮肤及尾部,便可将小鼠完全固定。腾出右手,可以给药。此外,也可单手捉持,此法难度较大,但速度快。先用拇指和食指抓住小鼠尾巴,用小指、无名指和手掌压住其尾根部,再用腾出的拇指、食指及中指抓住小鼠双耳及头部皮肤便可固定。

(二) 给药方法

1. 灌胃法

小鼠固定后,使其腹部朝上,颈部拉直,右手用带灌胃针头的注射器吸取药液(或事先将药液吸好),将针头从口角插入口腔,再从舌背进沿上腭进入食道。若遇阻力,应退出后再插,切不可用力过猛,防止损伤或误入气管导致动物死亡。灌胃量一般不超过 0.25 mL/10 g。

2. 腹腔注射法

抓鼠方法同上,右手持注射器(5～6 号针头),从耻骨联合上一侧向头端以 45°角刺入腹腔(应避开膀胱)。可先刺入皮下 2～3 mm,再刺入腹腔,以防药液外漏。针头刺入部位不宜太高太深,以免刺破内脏。注射量一般为 0.1～0.25 mL/10 g。小鼠腹腔注射如图 1.1.1 所示。

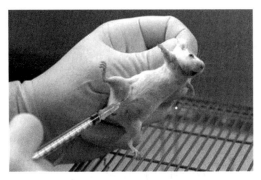

图 1.1.1　小鼠腹腔注射

3. 皮下注射法

一般两人合作。一人左手抓住小鼠头部皮肤,右手拉住鼠尾;另一人左手提高背部皮肤,右手持注射器(针头号同上),将针头刺入提起的皮下。若一人操作,左手小指和手掌夹住鼠尾,拇指和食指提起背部皮肤,右手持注射器给药。一般用量为 0.05～0.25 mL/10 g。

4. 肌肉注射法

两人合作时,一人抓鼠(方法同上);另一人左手拉直小鼠的一侧后肢,右手持注射器,注射部位多选鼠后腿上部外侧(针头号同上)。如一人操作,抓鼠方法类似腹腔注射,只是药液注射在肌肉内。每只腿的注射量不宜超过 0.1 mL。

5. 尾静脉注射法

将小鼠置于待置的固定筒内,使鼠尾外露,并用酒精或二甲苯棉球涂擦,或将其插入 40～50 ℃温水中浸泡片刻,使尾部血管扩张。左手拉尾,选择扩张最明显的血管;右手持注射器(4～5 号针头),将针头刺入血管,缓慢给药。如推注有阻力而且局部变白,说明针头不在血管内,应重新插入。穿刺时宜从近为尖部 1/3 处静脉开始,以便重复向上移位注射。一般用药量为 0.1～0.2 mL/10 g,不宜超过 0.5 mL/10 g。

二、大白鼠的捉持和给药方法

(一) 捉持方法

　　大白鼠比小白鼠攻击性强,不要突然去抓它,以免被咬伤。捉持前先戴上手套,右手夹住鼠尾,放在粗糙面上;左手拇指和食指捏住其颈及前颈部,其余三指握住整个身体。用力适当,过松大白鼠容易挣脱而将捉持者咬伤,但过紧会使其窒息死亡。

(二) 给药方法

　　基本的灌胃、腹腔注射、皮下注射和肌肉注射与小鼠给药方法类似,大鼠的静脉注射主要有尾静脉注射、舌下静脉注射、门静脉注射和股静脉注射等,舌下静脉注射通常需要麻醉动物,门静脉注射和股静脉注射需要进行麻醉和静脉分离手术。考虑到麻醉对药物体内过程的影响,尾静脉注射较为常用。大鼠俯卧时,尾巴可以正常伸展,在尾巴的左右两侧,为大鼠尾静脉,如图 1.1.2 所示。另外,阴道也可以注射给药,可将大鼠用 40 mg/kg 戊巴比妥钠溶液腹腔注射麻醉后,使其腹部朝上平放,再用小鼠灌胃针头替换注射针头,将灌胃针头缓慢地水平放入阴道,推注给药后轻抬尾巴,待药物被吸收。

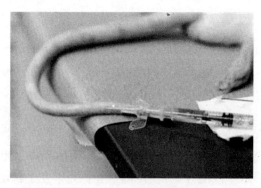

图 1.1.2　大鼠尾静脉注射

三、家兔的捉持和给药方法

(一) 捉持方法

一般左手抓住兔颈背部皮肤，将其提起，右手托住臀部呈坐位姿态。不要抓两耳，以防兔挣扎。

(二) 给药方法

1. 耳缘静脉注射法

一人操作时，将兔放入固定箱或实验台上，选好耳缘静脉（在耳背的下缘），拔除局部的毛，用酒精棉球涂擦，并用食指轻弹耳壳，使血管扩张。用左手的食指和中指夹住耳根部，拇指和无名指夹住耳尖部拉直；右手将抽好药液的注射器（6～7号针头）针头刺入血管，用拇指和食指使针头和兔耳固定，将药液推入，如图1.1.3所示。如针头在血管内，推注轻松，并可见血液被药液冲走；如不在血管内，则推注有阻力，耳局部变白或肿胀，应立即拔出重新注射。注射完毕，则用手指或棉球压在针眼上，再拔出针头，并继续按压片刻，防止出血。如两人操作，一人夹住兔子，右手将血管显露，压住耳根部使血管充盈，另一人注射给药。

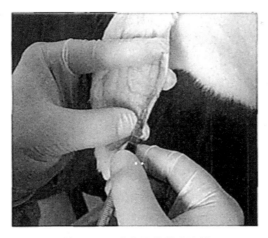

图 1.1.3　家兔耳缘静脉注射

2. 灌胃法

两人合作,一人坐下,两腿夹住兔身,左手固定兔耳,右手抓住其前肢;另一人将开口器从兔的嘴角插入口腔,压在舌上,并向后翻转几下,使兔舌伸直。取 8 号导尿管由开口器中部的小孔插入食道约 15 cm。如插入气管,兔子则剧烈挣扎、呼吸困难。也可将导尿管外端浸入水中,不见气泡则表示插在胃中。插好后,把注射器接在导尿管上,将药液推入。再注入少量空气,使导尿管中所有药液进入胃中。灌完药液后,先慢慢抽出导尿管,再取出开口器。一般用药量为 5~20 mL/kg。

3. 眼结膜内给药法

将兔固定在兔箱内或夹在腋下,左手拇指和食指拉开兔的下眼睑成杯状,中指压住眼内眦,以防药液由鼻泪管流入鼻腔内而被吸收。滴入药液 1~2 滴,将下眼睑向上合拢,使眼球充分接触药液。约 1 min 后将手放开,让药液自然流出。

4. 腹腔、肌肉、皮下注射法

基本同小白鼠,唯针头可稍大(6~7 号),给药量可稍多,一般腹腔为 1.0~5.0 mL/kg,肌肉、皮下为 0.5~1.0 mL/kg。

四、豚鼠的捉持和给药方法

(一)捉持方法

豚鼠性情温和,直接用左手抓住身体即可,或以左手抓住其头颈部,右手抓住两后肢。

(二)给药方法

皮下、肌肉及腹腔注射方法与小白鼠类似,只是用药量稍大。灌胃方法与兔类似。静脉注射方法与兔相似,可选后脚掌外侧静脉、外颈部静脉或作股静脉切开注射。进行后脚掌外侧静脉注射时,一人捉豚鼠并固定一条后腿,另一人剪去注射部位的毛,用酒精棉球涂擦后脚掌外侧的皮肤,使血管显露。再将连在注射器上的小儿头皮静脉输液针头刺入血管。进行颈静脉注射时需先剪去一点皮肤,使血管暴露,然后将针头刺入。豚鼠的静脉管壁比较脆弱,操作时需特别小心。

五、其他动物

小猎兔犬(比格犬)被公认为是较理想的实验用犬,已成为目前实验研究所用的标准动物,此种犬多用于长期的慢性实验。实验操作时需要给狗带上特定嘴套,麻醉后,将其四肢固定于手术台上。可选用前肢皮下头静脉或后肢小隐静脉注射给药。

猕猴作为灵长类动物,是人类的近属动物,在组织结构、生理和代谢功能等方面同人类相似,是解决人类健康问题的基础研究和临床前研究的理想动物模型。可以通过经口投入、灌胃、皮下或皮内注射、静脉注射等多种方式给药。

第二章　生物样品的处理

药物动力学主要研究药物或其制剂的体内量变规律,涉及众多体内实验,生物样品是指来自生物机体的全血、血浆、血清、粪便、尿液或其他组织的样品。生物样品的采集、储存与处理是影响分析速度、分析准确性以及灵敏度的一个重要因素,占有非常重要的地位。

一、常用生物样品分类与特点

(一) 血样

血样包括血浆和血清。血浆是血液的细胞外基质,其组成很复杂,包括蛋白质、脂类、无机盐、糖、氨基酸、代谢废物以及大量的水;血清是指血液凝固后,在血浆中除去纤维蛋白原及某些凝血因子后分离出的淡黄色透明液体。测定血样中的药物浓度通常是指测定血浆或血清中的药物浓度,而不是指含有血细胞的全血中的药物浓度。一般认为,当药物在体内达到稳定状态时,血浆中药物浓度与药物在作用点的浓度紧密相关,即血浆中的药物浓度反映了药物在体内(靶器官)的状况,因而血浆浓度可作为作用部位药物浓度的可靠指标。供测定的血样应能代表整个血药浓度,因此应待药物在血液中分布均匀后取样。动物实验时,可直接从动脉或心脏取血。在人体取血时,可以采取静脉血,有时也可使用毛细管取血。最终由采集到的血液制备成血浆或血清。

(二) 尿样

尿样的测定主要用于药物剂量回收、尿清除率以及生物利用度研究,并加以推断患者是否违反医嘱用药,同时根据药物剂量回收研究可以预测药物的代谢过程及测定药物的代谢类型等。尿样采集操作简便,无创,节约成本。但也存在一些缺点:尿液中药物浓度的改变不能直接反映血药浓度,即与血药浓度相关性差;受试者的肾功能正常与否直接影响药物排泄,因而肾功能不良者不宜采用尿样;尿液不易采集完全并不易保存。

(三) 组织液

组织液是存在于细胞之间的液体,又名细胞间隙液。主要包括基质和从毛细管渗出的不含大分子物质的黏性液体。人体不同细胞生活的内环境不同,例如肝细胞生活环境为组织液,红细胞生活环境为血浆。药物动力学研究采集的组织液主要有:唾液、房水、关节液等。唾液是由口腔腮腺、下颌下腺和舌下腺、舌下和口腔黏膜小唾液腺分泌液混合组成的,口腔黏膜受化学刺激时各唾液腺的分泌会受到影响,造成唾液组成发生较大变化。房水是充满在眼前、后房内的一种透明清澈液体,它是由睫状体突产生的,血浆是形成房水的母液,房水中所含的电解质和其他成分,基本上和血液中的相同,但其浓度则差异较大。关节液是关节腔内的液体,为关节内提供了液态环境,不仅能增加润滑,而且也是关节软骨、半月板等新陈代谢的重要媒介。

(四) 组织

组织主要包括内脏、呼吸道、皮肤和肠道等各个方面。组织采集时间需要注意:死亡后的动物内脏采样需要及时采集,以保证样品的新鲜、预防污染;夏、冬两季的采集时间应分别控制在 2 h 和 6 h 内。若温度过高,应确保在动物死亡后立即采样,以确保相关的组织检验的有效性。从采样经验看,在内脏组织块的采样方面,通常选用 1~2 cm² 的切块即可。按照采样流程需要做好消毒、组织切块、放入消毒容器并低温保存。由于组织采样会应用到各种检验项目中,需进行多样块切块处理,尤其应针对病理学实施病灶临近组织采样,并根据要求置于福尔马林溶液(10%)中保存,保存温度控制在冷藏容器密闭下的常用温度范围即可,要求送检速度快,确保其由组织采样到实验室检验的时间最小化。呼吸道的样品采集,采用棉拭子蘸取鼻腔、咽喉等部位的分泌物,采样后立即置于 5 mL 灭菌肉汤、磷酸相加缓冲液内保存。皮肤以病变位为准进行采样。肠内容物的样品采集通过吸管穿孔吸取,样品置于甘油盐水缓冲液(30%)中保存;也可以选择剪取肠管扎紧后的内容物直接采样。

二、生物样品储存

药物动力学研究中,需要在一定时间内采集大量样品,受分析速度的限制,往往不能做到边采样边分析,样品需要储存。冷冻保存是最常用的方法。冷冻既可以终止样品中酶的活性,又可以储存样品。若收集的样品来不及冷冻处理,可先将其置于冰屑中,再行冷冻储存。一般采用玻璃、塑料容器储存。玻璃容器需注意防止温度骤降使容器破裂而造成样品损失或污染。某些药物特别是碱性药物还会被玻璃容器表面吸附,影响样品中药物的定量回收;因此,必要时应将玻璃容器进行硅烷化处理。而塑料容器常含有高沸点的增塑剂,可能会释放到样品中造成污染;而且还会吸留某些药物,引起分析误差。

为防止含酶样品中的被测组分进一步代谢,采样后必须立即终止酶的活性。常采用的方法有:液氮中快速冷冻、微波照射、匀浆及沉淀、加入氟化钠等酶活性阻断剂等。另外,生物样品中的药物易被空气氧化,如儿茶酚类中的阿朴吗啡,具有邻苯二酚结构,易被空气氧化产生醌类杂质,若收集的血浆样品不加抗氧剂直接置于 $-15\ ℃$ 环境中冷藏,仅能稳定 4 周,但加入抗坏血酸后,可稳定 10 周。又如卡托普利,由于采血后该药仍会被血浆中的酶继续氧化,使血药浓度大大降低;因而必须在低温下立即分离出血浆,并加入抗氧剂及稳定剂,以防止其在体外继续代谢。对于见光易分解的药物(如硝苯地平),在采集生物样品时还需注意避光。

三、生物样品处理

生物样品中药物浓度通常很低($\mu g/mL$ 或 ng/mL 水平),达不到仪器灵敏度要求,且样品基质、内源性物质及代谢产物相当复杂,内源性物质可能会对药物分析产生干扰。因此,生物样品一般须经过分离、纯化和浓集后再供测定。生物样品前处理时应考虑:① 被测组分的理化性质;② 样品的化学组成;③ 药物的蛋白结合率;④ 基质干扰的类型;⑤ 样品组分处理过程中的稳定性;⑥ 注意样品在收集、储存和前处理过程中容器的污染;⑦ 适合色谱系统的样品最终使用的溶剂。

(一) 样品均匀化

对于血浆样品,应在测定前混合均匀,以免造成测定误差。可置于涡流混合器上混匀,血浆样品往复振摇亦可达到均匀化的目的。

对粪便、肌肉和组织等固体样品都存在均匀化这一问题。对含有不溶性组分的样品(例如组织和粪便),须将样品进行匀浆处理,以保证样品的均匀性。同时还应注意取样的代表性问题。

(二) 蛋白沉淀

药物进入体内经过吸收、分布、代谢、排泄过程,除了游离型(原型)药物外,还有Ⅰ相代谢产物、Ⅰ相代谢产物与内源性物质葡萄糖醛酸或硫酸等结合形成的Ⅱ相代谢产物。药物原型、Ⅰ相代谢产物、Ⅱ相代谢产物均可与内源性蛋白结合形成蛋白结合物。沉淀蛋白质可以使结合的药物释放出来，达到对待测组分提取和纯化的目的，也可以测定药物总浓度。去除蛋白质预防提取过程中蛋白质的发泡，可以减少乳化，另外还可以保护仪器，延长使用寿命。

实际沉淀蛋白质一般采用加入有机溶剂、无机盐、酸性物质以及加热的方式，沉淀后经高速离心除去蛋白，再用 HPLC、HPLC-MS 等检测仪器进行分析。与液-液萃取相比，蛋白沉淀操作方便，但可能会稀释样品，降低灵敏度，且样品较脏。

1. 有机溶剂沉淀法

加入有机溶剂可以破坏蛋白质的水化膜而使蛋白质沉淀，此方法在常温下可使蛋白质变性，低温下可使变性速度减慢。有机溶剂沉淀蛋白的能力大小一般为乙腈＞丙酮＞乙醇＞甲醇，由于乙腈和甲醇对 HPLC 和 LC-MS 的兼容性好，所以最常用的沉淀蛋白的有机溶剂为乙腈和甲醇，且乙腈可以提高被测组分的分离度，也能更好地改善峰形。

2. 盐析法

盐析是指在蛋白质水溶液中加入中性盐，随着盐浓度增大而使蛋白质沉淀出来的现象。中性盐是强电解质，溶解度大，在蛋白质溶液中，一方面与蛋白质争夺水分子，破坏蛋白质胶体颗粒表面的水膜；另一方面又大量中和蛋白质颗粒上的电荷，从而使水中蛋白质颗粒积聚而沉淀析出。

3. 加入生物碱试剂与某些酸类

带正电荷的蛋白质可与生物碱试剂（如苦味酸、鞣酸、钨酸）或某些酸（如三氯醋酸、硝酸、过氯酸）的酸根隔阂形成盐而沉淀，一般发生变性。临床用于血液化学分析，常用此法除去血液中的蛋白质。加入强酸进行沉淀蛋白后，最好不要直接进色谱柱进行分析，应在调节合适的 pH 后过膜，再进样，以免由于酸性太强损伤色谱柱。

4. 加热

大多数蛋白质在加热时，由于空间结构被破坏而丧失稳定性，因此变性凝固。蛋白质的热变性作用与加热时间平行，并随温度的升高而加快，短时间加热可引起凝固。加热时，盐类的存在及溶液酸碱度对蛋白质的凝固有很大影响。处于等电点状态的蛋白质加热时凝固最完全、最迅速。在强酸、强碱溶液中，蛋白质分子带有正电荷或负电荷，虽加热也不凝固。但溶液中若有中性盐存在，则蛋白质可因加热而凝固。

（三）液-液萃取

液-液萃取(LLE)是在液体混合物中加入与其不相混溶（或稍相混溶）的溶剂，利用组分在溶剂中的不同溶解度而达到分离或提取的目的，又称溶剂萃取或抽提。大多数药物是亲脂性的，而血样中含有的大多数内源性杂质是强极性的水溶性物质。因此，加入与水不相溶的有机溶剂（乙醚、正庚烷、甲基叔丁基醚、正丁醇、二氯甲烷、乙酸乙酯、异丙醇、氯仿、正己烷）以及混合溶剂等，可将亲脂性药物去除杂质后提取出来。在选择溶剂时应注意按照相似相溶的原则：使用与水不相溶的溶剂如乙醚等，防止带水溶性杂质，且溶剂纯度在 AR（分析纯）以上；要无毒、沸点低、易挥发和浓集；还要有很好的化学稳定性。

液-液萃取操作简单，应用广泛，但是需要大量使用有机溶剂，有毒，存在乳化现象，也难以实现自动化。此外，一般萃取率都不高。为了防止乳化，可应用较大体积的有机溶剂避免猛烈振摇或加入适当的试剂改变其表面张力而破乳；若已发生严重的乳化现象，可将试管置于冰箱中冷冻破乳或者可将试管置于离心机中离心来消除乳化。

（四）液相微萃取

液相微萃取(LPME)一般包括分散液相微萃取、单滴液相微萃取以及中空纤维液相微萃取等。分散液相微萃取的萃取时间大为缩短，常与 GC 或 HPLC 联用测定生物样品中药物的含量。单滴液相微萃取采用微量注射器的针尖悬住一小滴有机溶剂，通过气相顶空或深入生物样品（如血浆）内部进行萃取。萃取一段时间后，回收微滴至注射器，直接进样分析。中空纤维液相微萃取可有效减少生物样品中内源性物质的干扰，获得较好的加样回收率。

LPME 克服了传统 LLE 技术的诸多不足，集萃取、净化、浓缩于一体，富集倍速大，萃取效率高，有机溶剂用量小，是一项低污染、低成本、高效率的样品前处理技术，目前主要用于挥发性物质、疏水性物质和能离子化的酸碱性物质的分离。萃取剂一般被吸附在中空纤维内壁以实现 LPME，在采用中空纤维 LPME 处理血浆、尿液等生物样品时，样品中的亲水性物质常会附着在纤维壁上，堵塞孔隙，阻碍传质，导致重现性差。

（五）固相萃取

固相萃取(SPE)是利用固体吸附剂将液体样品中的目标化合物吸附，使其与样品的基质和干扰化合物分离，然后用洗脱液洗脱或加热解吸附，达到分离和富集目标化合物的目的。可直接用于大多数液体生物样品的前处理(如血浆、尿液等)，另外固体、半固体样品(肝脏、脑等)经过处理后(可将固体、半固体匀浆，再液-液萃取，后萃取溶剂直接进固相小柱)，也可使用 SPE 进行分离、富集。SPF 具有回收率高、分离速度加快、不易产生乳化等优点。

(六) 固相微萃取

固相微萃取(SPME)保留了 SPE 所有的优点，摒弃了 SPE 需要柱填充物和使用溶剂的缺点，它基于液-固吸附、气-固吸附平衡原理，利用待测物在固定相涂层与样品之间的吸附平衡原理富集待测物，再通过解吸过程，使用与之相连的分析仪器对待测物进行分析，是集萃取、浓缩、解吸、进样于一体的样品前处理方法。SPME 多与色谱装置联用，应用最广的是与 GC 联用。SPME-GC 联用不仅可以实现完全在线联用，而且操作简单。

(七) 微透析技术

微透析技术(MD)是基于"膜分离"原理的一项技术，兼采样与前处理于一体，所采样品可直接进样分析。MD 系统一般由微透析探针、连接管、收集器、灌流液和微量注射泵组成。其中，MD 探针是该技术的核心部分，相当于半透膜，膜内外药物存在浓度差，可以将组织中的药物置换出来，从而得到透析液。透析液直接进入 HPLC、LC-MS、HPCE 等检测仪器进行药物、生理或病理标志物测定。MD 主要用于药动学和药效学研究，可在线连续监测靶部位体液浓度变化。但是，由于半透膜技术发展的限制，现在 MD 技术主要用于采集生物样品中亲水性小分子物质。MD 技术在基本上不干扰体内正常生命过程的情况下进行在体、实时和在线取样，特别适用于研究生命过程的动态变化，但也存在不足：缺乏准确易操作的探针回收率校准方法；所测值不是真实浓度，需要用相关公式进行换算；探针重复使用性较差、成本高。

(八) 超临界流体萃取

超临界流体萃取(SFE)的主要原理是利用超临界流体在高于临界温度、压力的条件下，从样品中萃取目标成分，当恢复到常压和常温时，溶解在超临界流体中的目标成分立即与气态的超临界流体分开，从而达到样品提取和分离的目的。SFE 目前已用于萃取生物样品中的热敏性、易氧化、易挥发性化合物，具有萃取率高、无溶剂残留、不发生氧化变质等优点。例如采用 SFE 技术从血浆中萃取布洛芬、吲哚美辛、氟奋乃静等。然而 SFE 溶解能力有限，很难萃取强极性化合物；设备压力高、操作技术要求高。

（九）分子印迹技术

　　分子印迹技术（MIT）的主要原理是将待分离的目标分子与功能单体通过共价或非共价作用进行预组装，与交联剂共聚制备得到聚合物；除去目标分子后，聚合物形成与目标分子空间互补并具有预定的多重作用位点的"空穴"，对目标分子的空间结构具有"记忆"效应，能够高选择性识别复杂样品中的目标分子。分子印迹聚合物制备简单，能够反复使用，机械强度较高，稳定性好。因此 MIT 适合用作 SPE 的填充剂或 SPME 的涂层材料来分离富集复杂样品中的待分析物，以达到分离净化和富集目的。但是由于 MIT 的制备方法本身在合成时须使用大量模板分子，导致模板分子渗漏现象难以得到根本解决，限制了分子印迹技术在痕量分析中的实际应用。

第三章 常用分析仪器简介

在学科发展和推广应用中,体内药物浓度分析方法的不断进步起到了关键作用。药物动力学研究中经常需要检测生物样品,而生物样品的特点是药物浓度低、干扰成分多、样本数量大等,所以对分析技术的要求较高。一个好的分析方法必须具备灵敏、快速和高专属性等特点。本章将介绍几种常见的分析仪器:紫外-可见分光光度计、高效液相色谱仪、液相-质谱串联仪、气相-质谱串联仪。

一、紫外-可见分光光度计(UV-Vis)

(一) 简介

UV-Vis 主要由五个基本部分组成,即光源、单色器、吸收池、检测器及信号系统。其中光源的作用是提供激发能,使待测分子产生吸收;单色器是从光源的复合光中分出单色光的光学装置;吸收池是盛放待测溶液的容器;检测器是光电转换元件,将光信号转换成电信号,产生的电信号与照射光强成正比;信号系统对数字信号进行收集、处理、显示。

(二) 特点

UV-Vis 应用范围广、成本低、检验效率高。无机物和有机物在紫外可见区都有吸收,均可借此法测定。除少数放射性元素和惰性元素外,几乎化学元素周期表中的所有元素均可采用此法。仪器价格低廉,含量测定简单,仪器损耗非常低。操作简便、速度快,尤其适用于大量生物样品检测。

（三）分析条件的选择

1．检测波长的选择

在定量测定中，测定波长一般选择在被测组分的最大吸收波长处，如果被测组分有几个最大吸收波长时，可选择不易出现干扰吸收、吸光度较大而且峰顶比较平坦的波长。如果干扰物质在最大吸收波长处有较强的吸收，可选用非最大吸收处的波长。但也应尽量选择吸光系数变化不大区域的波长。

2．溶剂的选择

采用 UV-Vis 分析的样品一般需要先用溶剂溶解，而所有溶剂都会在一定波长范围有吸收，选用溶剂时应该考虑它的截止波长（大于此波长无吸收）。所选溶剂应易于溶解样品并不与样品作用，且在测定波长区间内吸收小，不易挥发。

3．参比溶液的选择

分析过程中加入参比溶液是为了消除溶液中其他成分、吸收池以及对光的反射和吸收所带来的误差。可分为溶剂参比、试剂参比、试样参比。当试样溶液的组成较为简单，共存的其他组分很少且对测定波长的光几乎没有吸收，以及显色剂没有吸收时，可采用纯溶剂作为参比溶液，这样可消除溶剂、吸收池等因素的影响；如果显色剂或其他试剂在测定波长有吸收，按显色反应相同的条件，只是不加试样溶液，同样加入试剂和溶剂作为参比溶液，可消除试剂中组分产生的吸收；如果试样基体（除被测组分外的其他共存组分）在测定波长处有吸收，而与显色剂不起显色反应时，可不加显色剂但按与显色反应相同的条件处理试样，作为参比溶液。

4．显色反应与显色条件的选择

UV-Vis 一般可以用来测定能吸收紫外光可见光的物质。如果物质不能产生吸收或者吸收系数较小时，可选用适当试剂与待测物质进行反应生成能够产生吸收的物质再行测定。

（四）应用

1．定性分析

目前可以根据紫外吸收光谱的形状、吸收峰的数目、各吸收峰的波长位置和相应的吸光系数等，对物质进行定性鉴别。定性分析一般采用对比法：① 比较吸收光谱的一致性；② 比较吸收光谱的特征数据；③ 比较吸光度（或吸收系数）比值。

2. 纯度检查

利用试样与所含杂质的紫外-可见光区吸收的差异，可用作杂质检查。

3. 定量分析

可根据吸光度值，利用吸光系数法、标准曲线法、标准对照法测定药物浓度。

二、高效液相色谱仪（HPLC）

（一）简介

HPLC 的基本组件主要包括高压输液系统、进样系统、色谱分离系统、检测系统、数据处理和控制系统。高压输液系统包括脱气装置、输液泵、梯度洗脱装置；进样系统是将试样送入色谱柱，装在色谱柱的进口处；色谱分离系统主要有色谱柱及色谱柱恒温箱；检测系统是将流出色谱柱的洗脱液中组分的量或浓度定量转化为可供检测的电信号；数据处理和控制系统完成色谱峰识别、基线校正、重叠峰与畸形峰解析、峰参数计算、组分含量定量计算等。

溶剂贮存器中的流动相经混合室混匀，被泵吸入，然后输出，导入进样器。被分析样品用注射器由进样器处注入，并随流动相一起依次通过预柱、色谱柱后进入检测器。检测信号经过数据系统处理，记录色谱峰面积和色谱图。若是进行制备，可以使用馏分收集器。复杂样品还可借助于梯度控制器，采用梯度洗脱方式使样品各组分均得到较好分离。整个仪器系统可使用一台微处理机操纵，包括数据处理和操作控制。

（二）特点

HPLC 具有高压、高速、高效、高灵敏度、适用范围广的特点。HPLC 以液体为流动相（载液），液体流经色谱柱，阻力较大，为了迅速通过色谱柱，需对载液施加高压。流动相在柱内的流速较经典色谱快得多，一般流速可达 $1\sim10$ mL/min，所需时间也较经典色谱法少得多。新型固定相大大提高了分离效率。HPLC 已经广泛采用高灵敏度的检测器，进一步提高了分析的灵敏度。如荧光检测器灵敏度可达 $10\sim12$ μg/mL。另外，其用样量小，一般小于 20 μL。HPLC 有多种分离模式，几乎可以分析除永久气体外所有的有机和无机化合物。

（三）分析条件的选择

1. 固定相与流动相的选择

（1）常用固定相。

可分为极性和非极性两类。极性固定相主要有硅胶、氧化铝和硅酸镁分子筛等；非极性固定相有高强度多孔微粒活性炭和 $5 \sim 10~\mu m$ 的多孔石墨化炭黑。

（2）流动相。

一般要求化学稳定性好，对样品组分具有合适的极性及良好的选择性，必须与检测器相适应，高纯度，低黏度等。在正相色谱中，溶剂的强度随极性的增加而增加，其流动相常采用烷烃加适量极性调节剂；在反相色谱中，流动相通常以水作为基础溶剂，再加入一定量的能与水互溶的极性调节剂，如甲醇、乙腈等。

2. 拖尾现象及解决方法的选择

（1）与化学反应相关。

强碱性化合物能与填料表面残留的硅醇基发生强烈的相互作用，这种情况下，可以考虑通过向流动相中加入竞争性胺类（如三乙胺）进行调节。

（2）与样品量相关。

当进样量超过柱子的容量，样品峰会出现直角三角形，当进样量不断增加，峰的前段就会变尖锐，而后端拖尾也会变得严重，可以通过减少进样量来解决。

（3）与仪器相关。

筛板堵塞或柱失效，可以通过反向冲洗柱子、替换筛板或柱子解决。如果存在干扰峰，可选用较长的柱子或者更换选择性更好的柱子。

（四）应用

HPLC 常用于生物样品的定量研究。该法只要求样品能制成溶液，不受样品挥发性的限制，流动相可选择的范围宽，固定相的种类繁多，因而可以分离热不稳定和非挥发性的、离解的和非离解的以及各种分子量范围的物质。与试样预处理技术相配合，HPLC 所达到的高分辨率和高灵敏度，使分离和同时测定性质上十分相近的物质成为可能，能够分离复杂相体中的微量成分。随着固定相的发展，有可能在充分保持生化物质活性的条件下完成其分离。

三、液相-质谱串联仪(LC-MS)

(一) 简介

LC-MS 仪器系统由液相色谱、接口、质谱和计算机四部分组成,它结合了液相色谱仪有效分离热不稳性及高沸点化合物的分离能力与质谱仪很强的组分鉴定能力,是一种分离分析复杂有机混合物的有效手段。试样先通过液相色谱系统进样,使色谱柱分离,而后进入接口;在接口中,试样被离子化,然后聚焦于质谱的质量分析器中,根据质荷比不同而被分离检测,获得各种色谱和质谱数据。液相色谱能够有效地将有机物待测样品中的有机物成分分离开,而质谱能够对分开的有机物逐个进行分析,得到有机物分子量、结构(在某些情况下)和浓度(定量分析)的信息。强大的电喷雾电离技术造就了 LC-MS 谱图十分简洁,后期数据处理简单的特点。LC-MS 是有机物分析实验室、药物和食品检验室、生产过程控制、质检等部门必不可少的分析工具。

(二) 特点

液相色谱和质谱连接,可以增加额外的分析能力,能够准确鉴定和定量分析像细胞和组织裂解液、血液、血浆、尿液和口腔液等复杂样品基质中的微量化合物,具有以下优势:① 快速分析和流转所需的最少样品准备;② 高灵敏度并可分析多个化合物的能力,甚至可以跨越化合物的种类;③ 高精确度、高分辨率鉴定和量化目标分析物。

(三) 分析条件的选择

1. 接口的选择

药学研究中最常用的两种接口技术包括电喷雾电离(ESI)和大气压化学电离(APCI),通常 ESI 可分析极性较大的分子,如蛋白质、肽类和低聚核苷酸;APCI 可分析中等极性和非极性的小分子。

2. 正负离子模式的选择

正负离子模式应尽量选择信号响应大、干扰小的。

3. 流动相的选择

ESI 和 APCI 分析常用的流动相为甲醇、乙腈、水和它们不同比例的混合物以及一些易挥发的缓冲盐,如甲酸铵、乙酸铵等,除此以外,还可以加入易挥发的酸碱如甲酸、乙酸和氨水等调节 pH。

4. 辅助气体流量和温度的选择

ESI 和 APCI 操作中温度的选择与优化主要针对接口的干燥气体而言。一般情况下选择干燥气体温度应比待分析物的沸点高 20 ℃左右,对于热不稳定化合物,要选用更低些的温度以避免化合物的分解。

5. 基质效应的消除

降低基质效应有以下措施:① 改善样品的前处理过程,尽量除去样品中的基质成分;② 采用合适的色谱分离技术,使待测成分与基质成分分离,减少进入离子源的基质数量;③ 某些情况下,流动相中添加极少量的电解质,可以提高 ESI 的离子化效率并减少基质效应;④ 离子源、离子化模式等质谱条件的不同也会影响基质效应,改变质谱分析条件是一种比较易行的方法。

(四) 质谱仪中质量分析器的种类

质谱的基本原理是使试样中各组分在离子源中发生分离,不同荷质比的离子经加速电场的作用形成离子束进入质量分析器。质量分析器是质谱仪器的核心,由质量分析器的不同构成了不同种类的质谱仪器,是将离子源产生的离子按质荷比(m/z)顺序分开并排列成谱的仪器,可分为离子阱质量分析器、四级杆质量分析器、飞行时间质量分析器和傅立叶变换离子回旋共振等。

1. 离子阱质量分析器

离子阱由两个端盖电极和位于它们之间的类似四极杆的环电极构成。端盖电极施加直流电压或接地,环电极施加射频(rf)电压,通过施加适当电压就可以形成一个离子阱。根据 rf 电压的大小,离子阱就可捕捉某一质量范围的离子。离子阱可以储存离子,待离子累积到一定数目后,升高环电极上的 rf 电压,离子按质量从高到低的次序依次离开离子阱,被电子倍增监测器检测。目前离子阱分析器已发展到可以分析质荷比高达数千的离子。离子阱在全扫描模式下仍然具有较高灵敏度,而且单个离子阱通过期间序列的设定就可以实现多级质谱的功能。

2. 四极杆质量分析器

四极杆质量分析器是目前最成熟、应用最广泛的小型质谱计之一。四极杆质量分析器由四根平行的圆柱形金属极杆组成,四根极杆内所包围的空间便可产生双曲线形电场。从离子源入射的加速离子穿过双曲型电场中,会受到电场作用,只有选定的荷质比离子以限定的频率稳定地通过四极滤质器,其他离子则碰到极杆上被吸滤掉,不能通过四极滤质器,即达到"滤质"的作用。碎片离子的共振频率与四支电极的频率相同时,才可通过电极孔隙到达检测器,改变扫描频率可使不同质荷比的离子通过。实际上在一定条件下,被检测离子与电压呈线性关系。因此,改变直流和射频交流电压可达到质量扫描的目的,这就是四极滤质器的工作原理。由于四极滤质器结构紧凑、体积小、扫描速度快,因此适用于 LC-MS。

3. 飞行时间质量分析器

飞行时间质量分析器原理是用一个脉冲将离子源中的离子瞬间引出,经加速电压加速,它们具有相同的动能而进入漂移管,质荷比最小的离子具有最快的速度因而首先到达检测器,质荷比最大的离子则最后到达检测器。根据这一原理,可以把不同质荷比的离子因其飞行速度不同而分离,依次按顺序到达检测器。漂移管的长度越长,分辨率越高。飞行时间分析具有大的质量分析范围和较高的质量分辨率,尤其适合分析蛋白等生物大分子。

4. 傅立叶变换离子回旋共振

在一定强度的磁场中,离子做圆周运动,离子运动轨道受共振变换电场的限制。当运动半径增大到一定程度之后停止激发,所有离子都同时从共振状态回落,并且在检测板上形成一个自由感应衰减信号,即像电流,被电学仪器放大和记录。得到的像电流是包括了所有离子自由感应衰减信息的时域信号,在经过傅立叶转换以后就可以获得一个完整的频率域谱。而离子的质荷比与其共振频率具有一一对应关系,因此我们可以方便地得到通常以质荷比为横坐标的质谱图。傅立叶变换离子回旋共振的分辨率极高,远远超过其他质谱分析器,可完成多级(时间上)串联质谱的操作,也可采用各种电离方式,便于与色谱仪联机,具有灵敏度高、质量范围宽、速度快、性能可靠等优点。

(五) 应用

1. 定性分析

对于未知化合物,必须使用串联质谱仪将准分子离子通过碰撞活化得到其子离子谱,然后由离子推测化合物的结构;同时通过分离富集制备或定向合成等途径获得单体,再通过红外、核磁共振等分析其结构。

2. 定量分析

与 HPLC 定量分析相似,采用外标法或者内标法。但 LC-MS 分析的对象常常是复杂的样品,不可避免在样品中有不少保留时间相同、分子量相近的干扰组分存在,实验中可采用串联质谱的多反映检测技术避免。

四、气相-质谱串联仪(GC-MS)

(一) 简介

GC-MS 由气相色谱、质谱、接口和计算机四大部分组成。气相色谱分离试样中各组分,是组分分离器;接口装置将气相色谱流出的各组分送入质谱仪进行检测,是 GC 和 MS 之间工作流量或气压的适配器;质谱仪将接口依次引入的各组分进行分析,是组分的鉴定器;计算机系统控制仪器的各部分,并进行数据采集和处理,同时获得色谱和质谱数据,从而达到定性和定量分析的目的。

气相色谱主要是利用物质的沸点、极性及吸附性质的差异来实现混合物的分离。待分析样品在汽化室汽化后被惰性气体(即载气,也叫流动相)带入色谱柱,柱内含有液体或固体固定相,由于样品中各组分的沸点、极性或吸附性能不同,每种组分都倾向于在流动相和固定相之间形成分配或吸附平衡。但由于载气是流动的,这种平衡实际上很难建立起来。也正是由于载气的流动,使样品组分在运动中进行反复多次的分配或吸附/解吸附,结果是在载气中浓度大的组分先流出色谱柱,而在固定相中分配浓度大的组分后流出。当组分流出色谱柱后,立即进入检测器。检测器能够将样品组分转变为电信号,而电信号的大小与被测组分的量或浓度成正比。当这些信号被放大并记录下来时,就形成了气相色谱图。

(二) 特点

气相色谱具有极强的分离能力,质谱对未知化合物具有独特的鉴定能力,且灵敏度极高,因此 GC-MS 是分离和检测复杂化合物的最有力工具之一。利用气相色谱对混合物有较强的分离能力,在联用仪中,气相色谱仪是作为质谱仪的进样装置,使混合物进入离子源之前,先经气相色谱仪的分离,各组分按时间顺序进入离子源,所产生的离子经质谱仪不断进行扫描测量,得到各化合物的总离子色谱图和对应的特征谱图,这样可以进行定性和定量分析。由于联用仪实现了时间和质量的分辨,因此,可以分析含有几十种甚至上百种组分的混合物。

（三）分析条件的选择

1. 柱温的选择

在使难分离物质能得到良好的分离、分析时间适宜且峰形不拖尾的前提下，尽可能采用较低柱温。高沸点试样（300～400 ℃），柱温可低于沸点 100～150 ℃；沸点低于 300 ℃的试样，柱温可在平均沸点低 50 ℃至沸点范围。宽沸程多组分样品，若选择恒定柱温往往不能兼顾不同组分的分离，会出现低沸点组分因柱温太高，色谱峰出柱较快导致峰窄而相互重叠；而高沸点组分又会因为柱温太低，出峰慢，峰宽而平，甚至会导致组分不能洗脱。所谓程序升温是指柱温按照预先设定的程序，随时间呈线性或者非线性增加，这样混合物中的所有组分将在其最佳柱温下流出，从而达到良好的分离效果。

2. 载气流速的选择

载气流速慢有利于传质和组分的分离，但分析时间会加长；载气流速快有利于加速分析速度，但分离度降低。可见载气流速的快慢都会降低柱效。对于一般的色谱仪而言，载气流量为 20～100 mL/min。

3. 进样量的选择

进样量与气化温度、柱容量和仪器的线性响应范围有关。进样量过大会导致分离度小，保留值变化难以定性，峰高和峰面积与进样量不成线性关系，不能定量。进样量应控制在瞬间气化，达到规定分离要求和线性响应的允许范围内。

（四）应用

1. 定性分析

GC-MS 最常用的定性方式就是库检索。目前最常用的质谱谱库主要有 NIST库、Wiley库、挥发油库。

2. 定量分析

GC-MS 定量方法与色谱法类似。由于 GC-MS 采用高效毛细管色谱柱，分离效率高，得到的组分峰一般为纯化合物，所以大多数情况下可以用总离子色谱图（TIC）进行定量。但对复杂体系则采用质量色谱图进行定量，即选择离子监测（SIM）模式和反应监测（SRM）模式，可提高检测灵敏度并减少干扰。

第四章　生物样品的检测方法建立

建立准确可靠的和可重复性的定量分析方法是进行生物样品分析的先决条件。同时还需考察实验室所建立的方法是否准确、灵敏、专属和可重现,或证明由分析方法误差而导致分析结果判断错误的概率是否在允许范围之内。

一、准确度

分析方法的准确度描述的是该方法测得值与分析物标示浓度的接近程度,公式为

$$准确度 = \frac{测得值}{真实值} \times 100\%$$

应采用加入已知量分析物的样品来评估准确度,即质控样品。质控样品的配制应该与校正标样分开进行,使用另行配制的储备液。根据标准曲线分析质控样品,将获得的浓度与标示浓度对比。准确度应报告为标示值的百分比。通过单一分析批(批内准确度)和不同分析批(批间准确度)获得质控样品值来评价准确度。为评价一个分析批中不同时间的任何趋势,推荐以质控样品分析批来证明准确度,其样品数不少于一个分析批预期的样品数。

二、精密度

分析方法的精密度描述分析物重复测定的接近程度,定义为测量值的相对标准差(变异系数),应使用与证明准确度相同分析批样品的结果,获得在同一批内和不同批间定量下限以及低、中、高浓度质控样品的精密度。对于验证批内精密度,至少需要一个分析批的 4 个浓度,即定量下限以及低、中、高浓度,每个浓度至少 5 个样品。对于质控样品,批内变异系数一般不得超过 15%,定量下限的变异系数不得超过 20%。对于验证批间精密度,至少需要 3 个分析批(至少 2 天)的定量下限以及低、中、高浓度,每个浓度至少 5 个样品。对于质控样品,批间变异系数一般不得超过 15%,定量下限的变异系数不得超过 20%。

三、选择性

该分析方法应该能够区分目标分析物和内标与基质的内源性组分或样品中其他组分。应该使用至少 6 个受试者的适宜的空白基质来证明选择性(动物空白基质可以不同批次混合),它们被分别分析并评价干扰。当干扰组分的响应低于分析物定量下限响应的 20%,并低于内标响应的 5% 时,通常即可以接受。应该考察药物代谢物、经样品预处理生成的分解产物以及可能的同服药物引起干扰的程度。在适当情况下,也应该评价代谢物在分析过程中回复转化为母体分析物的可能性。

四、残留

应该在方法建立时考察残留并使之最小。残留可能不影响准确度和精密度。应通过在注射高浓度样品或校正标样后,注射空白样品来估计残留。注射高浓度样品之后在空白样品中的残留应不超过定量下限的 20%,并且不超过内标的 5%。如果残留不可避免,应考虑特殊措施,在方法验证时检验并在实验样品分析时应用这些措施,以确保不影响准确度和精密度。这可能包括在高浓度样品后注射空白样品,然后分析下一个实验样品。

五、定量下限

定量下限是能够被可靠定量的样品中分析物的最低浓度,具有可接受的准确度和精密度。定量下限可以是标准曲线的最低点,应适用于预期的浓度和实验目的。

六、标准曲线

在指定的浓度范围内评价仪器对分析物的响应,获得标准曲线。通过加入已知浓度的分析物(和内标)到空白基质中,制备各浓度的校正标样,其基质应该与目标实验样品基质相同。方法验证中研究的每种分析物和每一分析批,都应该有一条标准曲线。应该使用至少 6 个校正浓度水平,不包括空白样品(不含分析物和内标的处理过的基质样品)和零浓度样品(含内标的处理过的基质)。

七、基质效应

当采用质谱方法时,应该考察基质效应。使用至少 6 批来自不同供体的空白基质,不应使用合并的基质。如果基质难以获得,则使用少于 6 批基质,但需要说明理由。对于每批基质,应该通过计算基质存在下的峰面积(由空白基质提取后加入分析物和内标测得)与不含基质的相应峰面积(分析物和内标的纯溶液)的比值,计算每一分析物和内标的基质因子。进一步通过分析物的基质因子除以内标的基质因子,计算经内标归一化的基质因子。6 批基质计算的内标归一化的基质因子的变异系数不得大于 15%。该测定应分别在低浓度和高浓度下进行。如果不能适用上述方式,例如采用在线样品预处理的情况,则应该通过分析至少 6 批基质,分别加入高浓度和低浓度(定量下限浓度 3 倍以内以及接近定量上限)? 来获得批间响应的变异。其验证报告应包括分析物和内标的峰面积,以及每一样品的计算浓度。这些浓度计算值的总体变异系数不得大于 15%。除正常基质外,还应关注其他样品的基质效应,例如溶血的或高血脂的血浆样品等。

八、稳定性

必须在分析方法的每一步骤确保稳定性,用于检查稳定性的条件,例如样品基质、抗凝剂、容器材料、储存和分析条件,都应该与实际实验样品的条件相似。用文献报道的数据证明稳定性是不够的。采用低浓度和高浓度质控样品(空白基质加入分析物至定量下限浓度 3 倍以内以及接近定量上限),在预处理后以及在所评价的条件储存后立即分析。由新鲜制备的校正标样获得标准曲线,根据标准曲线分析质控样品,将测得浓度与标示浓度相比较,每一浓度的均值与标示浓度的偏差应在±15%范围。应通过适当稀释,考虑到检测器的线性和测定范围,检验储备液和工作溶液的稳定性。稳定性检查应考察不同储存条件,时间间隔应不小于实验样品储存的时间。

九、稀释可靠性

样品稀释不应影响准确度和精密度。应该通过向基质中加入分析物至高于定量上限浓度,并用空白基质稀释该样品(每个稀释因子至少 5 个测定值),来证明稀释的可靠性。准确度和精密度应在±15%范围,稀释的可靠性应该覆盖实验样品所用的稀释倍数。可以通过部分方法验证来评价稀释可靠性。如果能够证明其他基质不影响精密度和准确度,也可以允许其使用。

第二篇　验证性实验

实验一　　生物样品采集

【实验目的】

（1）掌握常用生物样品的采集方法。

（2）掌握大鼠的解剖方法。

（3）掌握组织匀浆的制备方法。

【实验原理】

体内药物的分析任务和分析对象具有如下特点：被测定的药物和代谢物的浓度极低；样品介质复杂，其中存在各种各样直接或间接影响测定结果的物质，大多需要分离和净化；仅有少量样品可供分析，尤其是在连续测定过程中，很难再度获得完全相同的样品；样品的稳定性需要特别注意等。生物介质包括全血、血浆、血清、尿、粪、唾液和各种组织，其中最常用的生物样品是血液和尿液。

实验动物的采血方法很多，按采血部位不同，可分为：尾部采血（割、剪鼠尾）、鼠尾刺血法、眼眶静脉丛采血、断头采血、心脏采血、颈静脉（动脉）采血、腹主动脉采血、股动（静）脉采血、耳缘剪口采血、耳静脉采血、后肢外侧小隐静脉采血、前肢内侧皮下头静脉采血、毛细血管采血、翼下采血等。其中采血量大时常采用股动脉采血、颈动脉采血、心脏采血等；取少量血时常采用眼眶静脉丛采血、耳静脉采血、后肢外侧小隐静脉采血等。

通过对血液、尿液、组织匀浆等生物材料中受试化合物浓度的测定，可以确定其代谢产物的性质和含量，分析外来化合物对组织脏器的影响，生物样品的采集和制备是体内药物分析的基础技术和不可或缺的步骤。血液、尿液和组织脏器是反映受试物的生物学效应及在体内代谢情况最重要的途径，因此需要掌握基本的生物材料采集和制备方法。

【实验材料】

1. 仪器

兔箱，兔固定架，大鼠固定板，大剪刀，组织剪，眼科剪，手术刀，弯头小镊，血管钳，离心管，玻璃毛细管，注射器，吸管，烧杯，量筒，匀浆器，培养皿，吸管，滴管，大鼠代谢笼，导尿管，离心机，搅拌器，天平。

2．试剂

1‰肝素生理盐水溶液,0.155 mol/L KCl 溶液,生理盐水。

3．动物

成年小鼠,大鼠,家兔,比格犬。

【实验内容】

一、血样

1．大鼠血样采集

(1)眼眶静脉丛取血。

用左手固定大鼠,尽量捏紧头部皮肤,使头固定,并轻轻向下压迫颈部两侧,引起头部静脉血液回流困难,使眼球充分外突,右手持毛细玻璃管,沿内眦眼眶后壁向喉头方向旋转刺入。刺入深度为 4~5 mm。当感到有阻力时再稍后退,保持水平位,稍加拉引,由于血压的关系,血液即流入玻璃管中。得到所需的血量后,拔出毛细管。在大鼠眼眶静脉丛取血的时候,要注意采血玻璃管的进入位置、深度和取血量,连续取血一定要注意取血量,大鼠眼眶静脉丛取血流程如图 2.1.1 所示。由于小鼠的体重轻、血量少,除了眼眶脉丛取血,也可直接断头取血。

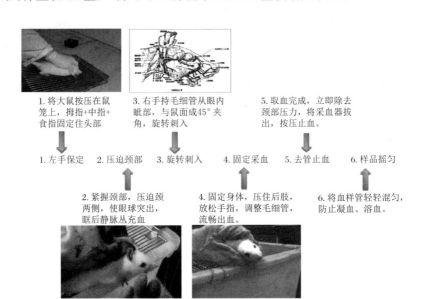

图 2.1.1　大鼠眼眶静脉丛取血流程

（2）腹主动脉采血。

大鼠以 0.03 mL/kg 腹腔注射 10％水合氯醛，麻醉 5 min 后即可仰卧固定在大鼠手术台上，背部放置一粗试管以充分暴露腹主动脉，常规消毒后用手术剪刀沿腹正中线剪开腹腔。实验者手持穿刺针，针尖斜面朝下，入针角度为 25°～30°，朝向心端方向刺入，深度以 5 mm 左右为宜，抽吸血液即可。大鼠腹主动脉采血流程如图 2.1.2 所示。

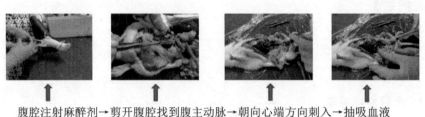

腹腔注射麻醉剂→剪开腹腔找到腹主动脉→朝向心端方向刺入→抽吸血液

图 2.1.2　大鼠腹主动脉采血流程

（3）尾尖采血。

将大鼠固定好，用 50 ℃左右温水浸泡尾部约 2 min，血管充血后，棉球消毒、擦干鼠尾，用消毒手术剪剪去尾尖 5～10 mm，然后从尾根部向尾尖按摩，血自尾尖流出。大鼠尾尖采血流程如图 2.1.3 所示。

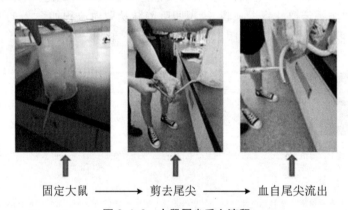

固定大鼠　━━━▶　剪去尾尖　━━━▶　血自尾尖流出

图 2.1.3　大鼠尾尖采血流程

2. 家兔血样采集

（1）心脏取血。

家兔仰卧固定在固定板上，剪去心前区部的被毛，用碘酒消毒皮肤。在左侧 3～4 肋间，用左手食指可摸到心脏跳动处，取有 4～5 号针头的注射器（注射器需提前留空），选择心搏最强处进针，当针刺入心脏时，血液由于心脏跳动的力量自动进入注射器，然后抽出血液；若无回血，可将针头退回一些，重新插入心腔内，直至有回血。家兔心脏采血如图 2.1.4 所示。

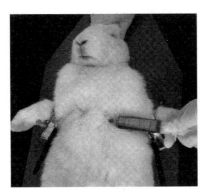

图 2.1.4　家兔心脏采血

（2）耳缘静脉取血。

选好耳缘静脉,拔去被毛,先用二甲苯或 75% 酒精涂擦局部,再用小血管夹子夹紧耳根部,使血管充血扩张。操作者持粗针头从耳尖部的血管逆回流方向刺入静脉取血,或用刀片切开静脉,血液自动流出后采集。

（3）颈动脉采血。

将兔固定于兔箱中,倒置使兔头朝下,在颈部上 1/3 的静脉部位剪去被毛,用碘酒消毒,剪开一个小口,暴露颈动脉,注射器朝向心端刺入血管,即可取血。

3. 犬血样采集

（1）后肢外侧小隐静脉和前肢内侧头静脉采血。

此法最常用且方便。后肢外侧小隐静脉在后肢胫部下 1/3 的外侧浅表的皮下,由前侧方向后行走。抽血前,将犬固定在犬架上或使犬侧卧,将胶皮带绑在犬股部,由助手将犬固定好。剪去抽血部位的毛,用碘酒消毒皮肤。使犬的下肢静脉充盈,右手用连有针头的注射器迅速穿刺入静脉,左手将针固定,以适当速度抽血（以无气泡为宜）。采集犬的前肢内侧头静脉血时,操作方法基本与上述相同（图2.1.5）。一般采血量为 10~20 mL。

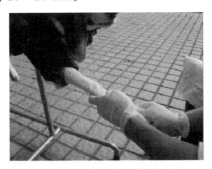

图 2.1.5　犬前肢头静脉采血

（2）股动脉采血。

稍加以训练的犬，在清醒状态下将犬仰卧位固定于犬解剖台上。伸展后肢向外伸直，暴露腹股沟三角区动脉搏动的部位，剪去被毛，用碘酒消毒。左手中指、食指探摸股动脉跳动部位，右手持注射器，针头由动脉跳动处直接刺入血管，刺入动脉一般可见鲜红色血液流入注射器，若未见动脉血流出，还需微微转动一下针头或上下移动一下针头。有时往往会刺入静脉，必须重抽。待抽血完毕，迅速拔出针头，用干药棉压迫止血 2～3 min。

（3）心脏采血。

本法最好在麻醉下进行，将犬仰卧固定在手术台上，前肢向背侧方向固定，暴露胸部，将左侧第 3～5 肋间的被毛剪去，用碘酒消毒皮肤。采血者用左手触摸左侧 3～5 肋间处，选择心跳最明显处穿刺。一般选择胸骨左缘外 1 cm 第 4 肋间处。取连有针头的注射器，由上述部位进针，并向犬背侧方向垂直刺入心脏。采血者可随针接触心跳的感觉，随时调整刺入方向和深度，摆动的角度尽量小，避免损伤心肌或造成胸腔大出血。当针头正确刺入心脏时，血即可进入注射器，可抽取多量血液。

4. 血浆与血清制备

（1）血浆制备。

将采取得到的血液置于含有抗凝剂（如肝素钠）的试管中，待混合后在离心机中以 2500～3000 r/min 的转速离心 5 min，使与血细胞分离，其上清液即为制备得到的血浆。

（2）血清制备。

将采取得到的血样在室温中至少放置 30～60 min，直至血样凝结出血饼后用细竹棒或者玻璃棒轻轻地剥去血饼，然后在离心机中以 2500～3000 r/min 的转速离心 5～10 min，分离取上清液，即为制备得到的血清。

二、尿样

将动物放置于代谢笼中，正常给予食物和水，在规定时间后采集尿液即可。

三、组织液

1. 唾液

采集前应漱口，除去口腔中的食物残渣，唾液自然分泌流入收集管中。采集后离心，分离取上清液作为药物浓度测定的样品。也可采用物理方法（嚼石蜡片等）

或化学方法(广泛应用的是柠檬酸或维生素 C 等,有的将 10 mg 柠檬酸结晶放在舌尖上,或者将 10%的柠檬酸溶液喷在舌上,弃去开始时的唾液后再取样)刺激,使在短时间内得到大量的唾液。

2. 房水

将 3%的戊巴比妥钠以 30 mg/kg 注射入家兔体内,麻醉后将毛细管扎入晶状体与角膜之间,取房水。

3. 关节液

局部消毒后,右手持注射器,左手固定穿刺点,当针头进入关节腔后,右手不动,固定针头及注射器,左手抽动注射器筒进行抽液或注药等操作。

四、组织匀浆液

(1) 取一只实验动物,处死。

(2) 动物尸体取仰卧位,将其四肢固定,用水浸湿被毛。从下颌中央开始到耻骨联合正中垂直切口,用骨剪把左右肋骨剪断后,将胸骨向前下方翻开,即可暴露胸腔、腹腔。按胸腔、腹腔、颅腔的次序观察各脏器位置、形状及相互关系,然后分别取下。先在胸腔入口处切断食道和气管,将心和肺一起取出,再依次摘除腹部脏器脾、肝、肾上腺、肾、胃、肠和盆腔器官。

(3) 将组织置于干冰内,或置于冰块上备用,轻轻除去表面的凝血及结缔组织等附属物,再经冰冷生理盐水洗涤几次,用滤纸吸干水分,称取一定重量的组织备用。

(4) 将已剥离处理好的脏器定量置于匀浆器中,按设计要求加入一定比例的溶液。以肝组织匀浆为例,称取 1 g 的肝组织,在表面皿内剪碎后,以 1∶9(1 份肝组织加 9 份 0.155 mol/L KCl 溶液)在匀浆器中稀释,用电动搅拌器以 3000 r/min 的转速研磨 2~3 min。再经 3000 r/min 的转速,在 4 ℃环境中离心 10~15 min,取上清液即可。

【注意事项】

(1) 抓取动物时应规范小心,避免被动物抓伤或咬伤。

(2) 应根据具体实验的用血量来决定采用何种采血方式。

(3) 生物样品的前处理涉及很多方面,但主要考虑生物样品的种类、被测定药物的性质和测定方法三个方面的问题。样品的分离、纯化技术应根据生物样品的类型,以及被测定药物的结构、理化及药理性质、存在形式、浓度范围等,采取相应的前处理方法。

(4) 实验动物每次(日)采血量不可过多,最大安全采血量和最小致死采血量见表 2.1.1。

表 2.1.1　实验动物最大安全采血量和最小致死采血量

动物品种	最大安全采血量（mL）	最小致死采血量（mL）
小鼠	0.1	0.3
大鼠	1.0	2.0
豚鼠	5.0	10.0
家兔	10.0	40.0

【实验结果】

记录生物样品的采集量。

【思考题】

（1）动物捉持过程中应该注意哪些问题？

（2）动物采血过程中有哪些注意事项？

（3）在组织匀浆过程中要注意哪些问题？

实验二　磺胺嘧啶的大鼠在体肠吸收

【实验目的】

（1）掌握大鼠在体肠管回流法的基本操作和实验方法。

（2）掌握肠循环灌流法中吸收速率常数及吸收速率的计算方法。

【实验原理】

口服给药是常见的给药途径，机体的消化道各部位受其组织结构、环境条件等多种因素影响，表现出不同的吸收能力。其中，尤以小肠在药物吸收中占主导地位。小肠的环状褶皱、绒毛、微绒毛结构大大增加了其有效吸收面积；丰富的血流供应、药物在小肠滞留时间长等因素也为小肠吸收创造了有利的条件。同时，小肠具有多种药物转运体表达。因此，小肠既是大多数药物被动吸收的主要部位，也是部分药物主动吸收的特殊部位。

评价药物肠吸收能力的实验方法很多，包括整体动物体内吸收实验、组织流动室实验、在体肠管灌流实验、外翻肠囊实验以及细胞模型实验等。其中，在体肠管灌流实验应用较多。该实验的主要操作程序是将麻醉动物的待测肠段（包括整个肠道）的两端结扎，向肠管中插管，由外接循环泵提供动力，形成药物在肠管和插管间的闭合环路循环。于给药后不同时间测定灌流液中药物浓度的变化，以获得药物肠道吸收动力学参数。实验中多采用酚红为参比物质，由于酚红为大分子络合物，不被小肠吸收或代谢，但小肠能吸收或排泄水，通过测定不同时间酚红的浓度来计算采样时刻的循环液体积。待测药磺胺嘧啶可被小肠吸收，以不同时间的循环液体积乘以该时刻供试液中磺胺嘧啶的浓度得到肠管中的剩余药量，即可估算出磺胺嘧啶的肠道吸收速率。

与其他实验方法相比，本法具有以下优点：① 可通过调控和改变实验条件，观察药物在整个肠道的吸收过程及影响因素，亦可观察某一特定肠段的吸收能力；② 实验是在动物麻醉且不切断神经和血管的条件下进行，结果与整体动物体内吸收实验结果较为相近，比离体法更接近机体的真实状况；③ 可以提高组织存活率；④ 可以适度增加采样点。

消化管吸收药物的主要方式是被动扩散。药物服用后，胃肠液中高浓度的药物向低浓度的细胞内透过，又以相似的方式扩散转运到血液中。这种形式的吸收不消耗能量，其透过速度与膜两侧的浓度差成正比，可用下式表示：

$$-\frac{\mathrm{d}C}{\mathrm{d}t} = \frac{DAk(C - C_b)}{h} \tag{2.1}$$

式中，D 为药物在膜内的扩散系数；k 为药物的油水分配系数；C 为消化管内的药物浓度，$\mu g/mL$；C_b 为血液中的药物浓度，$\mu g/mL$；h 为膜的厚度，cm。在某一药物给予某一个体时，其 D、A、k、h 均为定值，令 $\frac{DAk}{h} = P$，P 为透过常数。一般药物进入循环系统后立即转运至全身各个部位，故药物在血液中的浓度相当低，与胃肠液中药物浓度相比，可忽略不计。式(2.1)可简化为

$$-\frac{\mathrm{d}C}{\mathrm{d}t} = PC \tag{2.2}$$

式(2.2)说明药物透过肠道上皮细胞膜的速度属于表观一级速度过程。以消化液中药物量(X_a)的变化率 $\mathrm{d}X_a/\mathrm{d}t$ 表示透过速度，则

$$-\frac{\mathrm{d}X_a}{\mathrm{d}t} = k_a X \tag{2.3}$$

$$\lg X_a = \lg X_0 - \frac{k_a}{2.303} \cdot t \tag{2.4}$$

以小肠内剩余的药量的对数 $\lg X_a$ 对取样时间 t 作图，可得一直线，从直线的斜率 b 可求得吸收速度常数为

$$k_a = 2.303 \times b \tag{2.5}$$

其吸收半衰期为

$$t_{1/2(a)} = \frac{0.693}{k_a} \tag{2.6}$$

根据下式计算单位时间(h)的吸收率 R_1：

$$R_1 = \frac{X_0 - X_{1h}}{X_0} \times 100\% \tag{2.7}$$

$$\text{或} R_1 = \frac{X_0 - X_{2h}}{2X_0} \times 100\% \tag{2.8}$$

式中，X_0 为零时间点 SD 的剩余量，μg；X_{1h} 为 1 h 时 SD 的剩余量，μg；X_{2h} 为 2 h 时 SD 的剩余量，μg。

根据小肠面积，计算单位时间(h)单位面积(cm^2)的吸收速率$[\mu g/(cm^2 \cdot h)]$如下：

$$I = \frac{R_1}{A} \tag{2.9}$$

式中，R_1 为 SD 单位时间的吸收率，$\mu g/h$；A 为小肠浆膜总面积，cm^2。

【实验材料】

1. 仪器

紫外-可见分光光度计，蠕动泵，电子天平，恒温水浴锅，红外灯，乳胶管，烧杯，

大鼠固定板,玻璃插管,移液管,锥形瓶,注射器,手术器械等。

2. 试剂

1 mol/L 氢氧化钠,生理盐水,氯化钠,氯化钾,氯化钙,碳酸氢钠,磷酸二氢钠,氯化镁,葡萄糖,戊巴比妥钠液(10 mg/mL),磺胺嘧啶,酚红,无水乙醇等。

3. 动物

SD 大鼠,雄性,体重(220±20) g,实验前禁食过夜,自由饮水。

【实验内容】

一、供试液配制

1. Krebs-Ringer 试液(K-R 缓冲液)

称取氯化钠 7.8 g、氯化钾 0.35 g、氯化钙 0.37 g、碳酸氢钠 1.37 g、磷酸二氢钠 0.32 g、氯化镁 0.02 g、葡萄糖 1.40 g,加水溶解并稀释至 1 L,即得。

2. 磺胺嘧啶标准品溶液

精密称取磺胺嘧啶标准品 5 mg,加入 K-R 缓冲液使其溶解,稀释定容至 25 mL,得磺胺嘧啶标准品储备液。

3. 酚红标准品溶液

精密称取酚红标准品 5 mg,加入 K-R 缓冲液使其溶解,稀释定容至 25 mL,得酚红标准品储备液。

4. 灌流供试液

精密称取磺胺嘧啶 5 mg 和酚红 5 mg,加入 1%碳酸钠溶液使之溶解,再用 K-R 缓冲液稀释定容至 250 mL。另按此法配制不加药物的酚红灌流液。

二、标准曲线的建立

1. 磺胺嘧啶的标准曲线

分别精密量取 1 mL、2 mL、5 mL、8 mL、10 mL 磺胺嘧啶标准品储备液,置于 50 mL 量瓶中,用 K-R 缓冲液定容。再分别吸取上液 1 mL 置于 10 mL 具塞试管中,加 1 mol/L 盐酸溶液 5 mL,摇匀;加 0.1%亚硝酸钠溶液 1 mL,摇匀,放置

3 min;加 0.5%氨基磺酸铵 1 mL,摇匀,放置 3 min;再加入 0.1%二盐酸萘乙二胺溶液 2 mL,摇匀,显色 20 min 后,在波长 550 nm 处测定吸光度(A)。以吸光度对浓度进行线性回归,拟合磺胺嘧啶标准曲线。

2. 酚红的标准曲线

精密量取 1 mL、2 mL、5 mL、8 mL、10 mL 酚红标准品储备液,置于 10 mL 量瓶中,用 K-R 缓冲液定容。再分别吸取上述溶液各 0.5 mL 置于 10 mL 具塞试管中,加入 0.2 mol/L 氢氧化钠溶液 5 mL,摇匀。在波长 555 nm 处测定吸光度。以吸光度对浓度进行线性回归,拟合酚红标准曲线。

三、样品测定

1. 磺胺嘧啶的测定

取样品 1 mL 置于 10 mL 具塞试管中,按照"磺胺嘧啶的标准曲线"的步骤操作,在 550 nm 处测定吸光度。将吸光度值代入标准曲线,计算磺胺嘧啶浓度。

2. 酚红的测定

取样品 0.5 mL 置于 10 mL 具塞试管中,按照"酚红的标准曲线"的步骤操作,在波长 555 nm 处测定吸光度。将吸光度值代入标准曲线,计算出酚红浓度。

四、大鼠在体肠回流操作

1. 动物麻醉

将大鼠用戊巴比妥钠溶液(40 mg/kg)腹腔注射麻醉,背位固定于大鼠固定板上。

2. 小肠插管

将麻醉的大鼠沿腹正中线切开腹部,切口约为 3 cm,在十二指肠上部和回肠下部各插入玻璃插管一支,手术线扎紧插入端,另一端分别接橡皮管,十二指肠端接入蠕动泵。

3. 洗涤肠管

将 37 ℃生理盐水经十二指肠上部插管缓慢注入肠管,洗去肠内容物,充分洗涤,注入空气使洗涤液尽量排出。

4. 肠管回流

量取磺胺嘧啶供试液 50 mL 放置于储液锥形瓶中,锥形瓶置于 37 ℃ 水浴并在实验过程中保温。启动蠕动泵使药液由十二指肠流入肠管,再经回肠部插管流回锥形瓶。启动蠕动泵时,先以 5 mL/min 流速回流 10 min,使药液迅速充满肠管,再将流速调至 2.5 mL/min,循环流动 2 h。

5. 取样

回流开始后 10 min,从锥形瓶取样两份,一份 1 mL,另一份 0.5 mL,分别作为药液和酚红的零时间点样品。以后每间隔 10 min 同样取样两份。每次取样后,须立即补充不含待测药物的酚红溶液(20 μg/mL)1.5 mL,该溶液与锥形瓶一起保温在 37 ℃ 水浴中。取样 2 h 后停止回流。按"样品测定"项所述,测定样品中磺胺嘧啶和酚红的浓度。停止回流后,取出回流小肠段冲洗后剖开,平铺于坐标纸上,沿小肠边缘剪下坐标纸,冲洗后晾干、烘干、称重。剪取 10 倍(10 cm²)坐标纸精密称重后,求得小肠浆膜总面积。大鼠在体肠循环实验装置如图 2.2.1 所示。

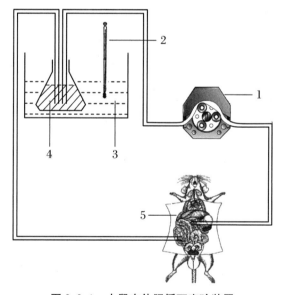

图 2.2.1　大鼠在体肠循环实验装置
1. 蠕动泵;2. 温度计;3. 水浴;4. 循环液;5. 大鼠

【注意事项】

(1) 小肠插管时,十二指肠端宜插入直径 7 mm 的玻璃管,回肠下部宜插入直径 5 mm 的玻璃管。插管后,应尽量小心地将小肠放回腹腔,并在切口处覆盖生理盐水纱布,纱布应保持润湿。用红外线灯维持大鼠体温。

(2) 冲洗肠管时,应以 37 ℃ 生理盐水 200 mL 沿十二指肠插管缓慢注入肠腔,速度应尽量缓慢,以减少对小肠黏膜的损伤和刺激。

(3) 肠道的吸收能力和分泌能力非常强,人体在正常情况下,每天可吸收至多16 L 的液体,同时又可分泌 1 L 的液体。大鼠的肠灌流方法基于测量灌流前后肠腔内药物浓度的变化,而小肠在吸收过程中,不仅可以吸收药物,也可以吸收和分泌水分,肠腔内的水分改变可能会影响药物浓度,因此必须校正循环液体积。目前常采用的校正方法有:酚红法、质量法、^{14}C 标记法。

(4) 近来研究发现酚红在小肠也有少量吸收,对于吸收较差的药物,采用酚红法不准确,甚至会造成待测药物的负吸收。因此也可采用直读法来校正肠循环液的体积:在循环回路中用 50 mL 量筒装含药灌流液,每到取样时间点读取液体体积,待循环完毕,用空气排尽肠内和管路内液体,即为肠道和管路的死体积;死体积加上每一时间点的量筒读数即为该时间点循环液体积。

【实验结果】

1. 标准曲线的建立

将磺胺嘧啶和酚红标准品溶液的吸光度和浓度分别填入表2.2.1与表2.2.2,以吸光度对浓度线性回归,拟合标准曲线。

表 2.2.1　磺胺嘧啶标准品溶液的吸光度和浓度

溶液编号	1	2	3	4	5	6
C（μg/mL）						
A						
回归方程						
相关系数						
线性范围						

表 2.2.2　酚红标准品溶液的吸光度和浓度

溶液编号	1	2	3	4	5	6
C（μg/mL）						
A						
回归方程						
相关系数						
线性范围						

2. 磺胺嘧啶的大鼠肠回流

记录样品的吸光度,计算样品中磺胺嘧啶和酚红的浓度,填入表2.2.3,计算循环液体积及磺胺嘧啶剩余量。按照前述公式,计算吸收速度常数和单位时间单位面积的吸收速率。

表 2.2.3　磺胺嘧啶的小肠吸收实验结果

取样时间(min)	磺胺嘧啶吸光度	磺胺嘧啶浓度	酚红吸光度	酚红浓度	供试液体积(mL)	剩余药量(μg)
循环前	A_0	C_0	A_0'	C_0'	$V_0 = 50 \text{ mL}$	$X_0 = 50 \times C_0$
0	A_1	C_1	A_1	C_1'	$V_1 = \dfrac{C_0' V_0}{C_1'}$	$X_1 = C_1 V_1$
10	A_2	C_2	A_2'	C_2'	$V_2 = \dfrac{(V_1 - 1.5) C_1' + 30}{C_2'}$	$X_2 = C_2 V_2 + 1.5 C_1$
20	A_3	C_3	A_3'	C_3'	$V_3 = \dfrac{(V_2 - 1.5) C_2' + 30}{C_3'}$	$X_3 = C_3 V_3 + 1.5 \cdot (C_1 + C_2)$
…	…	…	…	…	…	…
t_n	A_n	C_n	A_n'	C_n'	$V_n = \dfrac{(V_{n-1} - 1.5) C_{n-1}' + 30}{C_n'}$	$X_n = C_n V_n + 1.5 \sum\limits_{i=1}^{n-1} C_i$

以磺胺嘧啶剩余量的对数值 $\lg X_a$ 对时间 t 作图,得直线的斜率:＿＿＿＿＿＿,吸收速度常数:＿＿＿＿＿＿,吸收半衰期:＿＿＿＿＿＿,单位时间单位面积的吸收速率:＿＿＿＿＿＿。

【思考题】

(1) 小肠作为药物主要吸收部位,有哪些相应的生理特点?

(2) 酚红在本实验中所起的作用是什么? 原理是什么?

(3) 还有哪些方法能研究药物的口服吸收?

实验三　P-糖蛋白抑制剂对地高辛大鼠肠道转运的影响

【实验目的】

(1) 掌握单向肠灌流的基本操作和实验方法。

(2) 掌握单向肠灌流中吸收速率常数及表观渗透系数的计算方法。

(3) 了解 P-糖蛋白在肠道药物吸收中的作用。

【实验原理】

单向灌流法是在动物麻醉状态下,不切断血管和神经,对目的肠管插管,生理盐水清洗后,对药物溶液以一定的速度单向灌流指定长度的肠道,测定不同时间点灌流液入口处与出口处的药物浓度,以药物的消失率评价肠道对药物的吸收速率。

药物的吸收速率常数 k_a 的计算公式如下:

$$k_a = \left(1 - \frac{C_{out} \times Q_{out}}{C_{in} \times Q_{in}}\right)\frac{Q}{\pi r^2 l} \tag{3.1}$$

药物表观吸收系数 P_{app} 的计算公式如下:

$$P_{app} = \frac{-Qln\left(\frac{C_{out} \times Q_{out}}{C_{in} \times Q_{in}}\right)}{2\pi rl} \tag{3.2}$$

式中,Q_{in} 和 Q_{out} 分别是肠道进出口灌流液的体积,mL(假定进出口灌流液密度是 1 mg/mL);C_{in} 和 C_{out} 分别是肠道进出口灌流液中药物的浓度,$\mu g/mL$;l 和 r 是被灌流肠段的长度和横截面半径,cm;Q 为灌流速度,mL/min。

P-糖蛋白(P-gp)最先在肿瘤细胞中发现,是由多药抗药基因表达的一种 ATP 依赖性载体蛋白。P-gp 属于外排转运体,底物众多,主要是将细胞内产生的有毒物质(药物)转运到细胞外。"药物溢出泵"细胞膜上的 P-糖蛋白可能量依赖性地将细胞内药物泵出到细胞外。P-gp 在正常人体组织广泛分布,肠道内 P-gp 主要位于小肠黏膜成熟上皮细胞的刷状缘膜上,且由胃肠道近侧端到远侧端逐渐增加,发挥防止外源性物质及有害代谢物经肠吸收进入机体的重要作用,构成药物经肠吸收的生化屏障,药物从浆膜侧泵回至黏膜侧而进入肠腔排出。

人体口服药物后,药物进入体内可经被动扩散进入肠上皮吸收细胞,再被 CYP3A 代谢,或经 P-gp 泵回肠道后再次以被动扩散吸收方式进入肠上皮细胞,或不经 P-gp 作用吸收直接进入门静脉。P-gp 导致的药物在肠上皮吸收细胞和肠腔之间的循环,使 CYP3A 与药物接触和代谢的概率明显提高,同时药物以原型形式直接从肠道排出体外的可能性也增大。因此,P-gp 的外排作用是影响药物吸收的重要因素之一。基于肠道 P-gp 在药物吸收中的重要作用和地高辛口服生物利用度低的特点,本实验探讨肠道 P-gp 对地高辛吸收的影响。维拉帕米是 P-gp 的阳性抑制剂,会影响 P-gp 底物的转运与吸收。

【实验材料】

1. 仪器

高效液相色谱仪,恒温水浴锅,可控速蠕动泵,手术器械,注射器,电子天平,聚乙烯管,婴儿秤等。

2. 试剂

维拉帕米,地高辛,生理盐水,水合氯醛,Hank's 平衡盐溶液(HBSS)的配方为:8 g/L NaCl,0.4 g/L KCl,1 g/L 葡萄糖,60 mg/L KH_2PO_4,47.5 mg/L Na_2HPO_4,0.35 g/L $NaHCO_3$,调 pH 至 7.2。

3. 动物

SD 大鼠,雄性,体重(220±20) g,实验前禁食过夜,自由饮水。

【实验内容】

1. HPLC 色谱条件

固定相:C_{18} 反相色谱柱,流动相:乙腈-水(32:68),流量:1.0 mL/min,柱温:30 ℃,检测波长:230 nm。

2. 地高辛标准曲线建立

精密称取地高辛标准品 10 mg,置于 100 mL 量瓶中,加 50%乙醇适量,振摇使其溶解并稀释至刻度。取母液适量,用 10%乙醇制成 10 μg/mL 的溶液,再用水稀释制成 0.10 μg/mL、0.20 μg/mL、0.50 μg/mL、1.00 μg/mL、5.00 μg/mL 的系列溶液,进样测定。以峰面积对浓度线性回归,拟合标准曲线。

3. 样品测定

将采集的样品稀释 20 倍,过 0.45 μm 微孔滤膜,HPLC 进样测定。将峰面积代入标准曲线,计算样品浓度。

4. 动物实验

将大鼠分为地高辛组、合用维拉帕米组。腹腔注射戊巴比妥钠溶液(40 mg/kg)将大鼠麻醉,背位固定于大鼠固定板上。打开腹腔,游离空肠约 15 cm 长度,在该段肠管两端用 10 号注射器针头插入两根聚乙烯管,肠管上端的软管连接蠕动泵的出口端,用预热至 37 ℃的生理盐水冲洗干净肠管,下端的软管连接收集容器,结扎。将伤口用浸有生理盐水的脱脂棉覆盖保湿,于红外灯下给大鼠保温。进口处用已知重量的装有 100 μmol/L 的地高辛 Hank's 平衡盐溶液的小瓶进行灌流,合用维拉帕米组在地高辛供试液基础上再加入 200 μmol/L 的维拉帕米溶液,灌流速度为 0.2 mL/min,平衡 10 min 后,每隔 20 min 在出口处用另一已知重量的小瓶收集 1 次(同时迅速更换下一个供试液小瓶和收集液小瓶),称量此时供试液小瓶和收集液小瓶的重量,并测定地高辛的浓度,实验持续时间为 100 min。最后将大鼠处死,剪下被灌流肠段,用细线测量其长度和内径。大鼠在体单向肠灌流实验装置如图 2.3.1 所示。

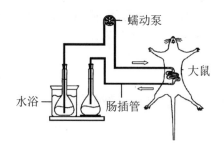

图 2.3.1　大鼠在体单向肠灌流实验装置

【注意事项】

(1) 管线在空肠内固定牢,防止压力过大管线脱开。

(2) 蠕动泵管线安装:须将上游管路安装于蠕动泵上;注意蠕动泵安装点两侧管线长短分配;安装时勿将管线扣压过紧。

(3) 冲洗肠内容物时流速不能过快,避免肠道弯折。

(4) 实验时须将管路内气泡排尽,由生理盐水换至供试液时须将蠕动泵关闭以避免气泡产生,下游管路内生理盐水基本排尽后方可置入供试液瓶。

(5) 可以考察不同肠段的吸收情况,大鼠肠段结扎的位置分别为:十二指肠段,自幽门 1 cm 处开始往下 10 cm;空肠段,自幽门 15 cm 处往下 10 cm;回肠段,离盲肠上行 20 cm 处开始往下 10 cm;结肠段,从盲肠后端开始往下取 10 cm。

(6) 单向灌流法可以采用酚红法或重量法校正水分体积。但近年研究发现,酚红可能也是 P-gp 的底物,加上地高辛口服吸收不佳,本实验采用重量法更准确。但是重量法的假设前提是进出口灌流液的密度相等,然而由于肠道的分泌、黏膜脱落及药物被吸收等原因,可能导致进出口灌流液的密度实际并不相等,继而造成较大误差。因此,也可采用改良重量法:从每个时间点所取的药液中,吸取一定体积的药液置于已知质量的小瓶中,称重,计算药液密度,基于校正后的密度来计算,结果则更准确。

【实验结果】

1. 标准曲线的建立

将地高辛标准品溶液的峰面积填入表 2.3.1。以峰面积对浓度线性回归,拟合标准曲线。

表 2.3.1　地高辛标准品溶液的峰面积

浓度（μg/mL）	峰面积
0.10	
0.20	
0.50	
1.00	
5.00	
线性回归方程	
回归系数	
线性范围	

2. 地高辛组的肠回流

量取出口体积,测定地高辛组肠管的待测液浓度,结果记录于表 2.3.2。

表 2.3.2　地高辛组灌流液的测定

	0 min	20 min	40 min	60 min	80 min	100 min
峰面积						
出口浓度						
出口体积						

3. 合用维拉帕米组的肠回流

量取出口体积,测定合用维拉帕米组肠管的待测液浓度,结果记录于表 2.3.3。

表 2.3.3　合用维拉帕米组灌流液的测定

	0 min	20 min	40 min	60 min	80 min	100 min
峰面积						
出口浓度						
出口体积						

4. 计算两组的相关参数

测定肠段尺寸,再根据本节公式,计算相关的吸收参数。

肠段长度:_____,肠段横截面半径:_____。

地高辛组的地高辛 k_a = _____,P_{app} = _____。

合用维拉帕米组的地高辛 k_a = _____,P_{app} = _____。

判断地高辛的吸收机制:_____。

【思考题】

(1) 地高辛的口服吸收还受到哪些因素影响?

(2) 哪些药物是 P-gp 底物? 还有哪些其他 P-gp 抑制剂?

(3) 单向肠灌流法与肠循环法都是在体考察药物吸收的方法,两者有何异同点?

实验四　外翻肠囊法测定柚皮素的肠吸收

【实验目的】

(1) 掌握外翻肠囊法的基本操作和实验方法。

(2) 掌握肠吸收表观渗透系数 P_{app} 的计算方法。

【实验原理】

外翻肠囊法是将动物的一定长度的小肠段置于特制的装置中,通过测试药物透过肠黏膜的速度和程度,定量描述药物透膜性的方法。在动物麻醉无痛或屠宰状态下立即分离小肠,去掉肠系膜,用生理盐水或缓冲液冲洗干净,然后根据实验目的将所需肠段分割为若干小段,外翻使肠黏膜向外,结扎一端形成肠囊状,灌注人工培养液后结扎另一端,置于添加有被测物质的培养液中,通入 95% 氧气和 5% 二氧化碳的混合气体,培养一定时间后,根据囊内外被测物质的变化来反应肠道对物质的吸收状况。

该法由 Wilson 和 Wiseman 于 1954 年创建,起初用于葡萄糖和氨基酸等营养物质的吸收研究,现已成为最常用的药物离体组织吸收模型之一。本法既可用于药物的肠道被动吸收过程研究,也可用于肠道药物的转运体和代谢酶研究。实验过程中,还可根据实验目的将肠段分成若干小段,分别观察不同肠段对药物吸收能力的差异,考察药物有无特异性吸收部位。

本法具有以下优点:① 操作简单,实验周期短,可以同时测定多种肠段的吸收能力;② 与在体法和整体动物法相比,排除了机体血流速度、pH 等多种因素干扰,提高了实验结果的重现性;③ 与其他离体实验和细胞实验相比,外翻肠囊所暴露的黏膜细胞可以获得充足的氧供,与机体真实状态更接近;④ 浆膜侧液体体积较小,药物浓度相对较高,且又符合漏槽条件,有利于对药物特别是难溶性药物进行检测。

药物表观渗透系数(P_{app}),是评价药物跨膜通透量的参数。在外翻肠囊实验中,可通过比较药物从肠黏膜侧到浆膜侧的 P_{app},分析药物的肠吸收能力。

$$P_{app} = \frac{\dfrac{dQ}{dt}}{A C_0} \tag{4.1}$$

式中,dQ/dt 为药物跨膜透过率,$\mu g/s$;A 为扩散面积,本实验中 A 即小肠黏膜的表面积,cm^2;C_0 为供药池中的药物初始浓度,$\mu g/mL$。

一般认为,$P_{app} > 10^{-6}\ cm/s$ 的药物吸收较好,$P_{app} < 10^{-7}\ cm/s$ 的药物吸收差。

【实验材料】

1. 仪器

紫外-可见分光光度计,电子天平,恒温水浴锅,混合气体输入装置,表面皿,大鼠固定板,玻璃棒,聚乙烯管,广口瓶,橡皮瓶塞,注射器,手术器械,滤纸,缝合线等。

2. 试剂

生理盐水,Krebs-Ringer 缓冲液(k-R 缓冲液),戊巴比妥钠溶液(10 mg/mL),柚皮素等。

3. 动物

SD 大鼠,雄性,体重(220±20) g,实验前禁食过夜,自由饮水。

【实验内容】

一、柚皮素标准曲线的建立

精密称取柚皮素标准品,加入无水乙醇溶解并定容,制得质量浓度为 1 mg/mL 的柚皮素储备液。分别精密量取 0.1 mL、0.2 mL、0.4 mL、0.6 mL、0.8 mL、1.0 mL 柚皮素储备液,置于 10 mL 量瓶中,用 K-R 缓冲液定容,得到 10 μg/mL、20 μg/mL、40 μg/mL、60 μg/mL、80 μg/mL、100 μg/mL 标准品溶液。精密吸取标准品溶液 2 mL,加入 10% NaOH,以 K-R 缓冲液为空白对照,显色 40 min 后,在 425 nm 处测定吸光度。以吸光度对浓度线性回归,拟合标准曲线。

二、样品测定

将不同时间点的样品经 0.45 μm 微孔滤膜过滤,弃去初滤液。精密吸取续滤液 2 mL,按"柚皮素标准曲线的建立"的步骤操作,测定吸光度,代入标准曲线,计算浓度。

三、供试液配制

精密称取柚皮素,加入无水乙醇溶解并定容,制得质量浓度为 100 μg/mL 的柚皮素溶液,以 K-R 缓冲液稀释成 12.5 μg/mL、25 μg/mL、50 μg/mL 系列浓度的溶液。

四、大鼠外翻肠囊实验

1．外翻肠囊的制备

大鼠用戊巴比妥钠溶液(40 mg/kg)腹腔注射麻醉,背位固定于大鼠固定板上。沿腹中线切开大鼠腹部,迅速取出所需肠段,每段约 10 cm,测量其长度及内径。取肠段方法见实验三"注意事项"所述。将肠段放入预先存放有 4 ℃ K-R 缓冲液的表面皿中,K-R 缓冲液中通入混合气体(95% O_2,5% CO_2)进行饱和。在冷 K-R 缓冲液中将肠系膜与浆膜侧的脂肪组织轻轻剥除后,洗净肠段,用滤纸吸去浆膜侧的液体。用细线结扎肠段的肠肛端。用玻璃棒小心将肠管翻转,使黏膜侧朝外,洗净、吸干表面。将小肠开口端套在聚乙烯管(或玻璃管)上,细线扎紧,作为取样口。

2．取样及给药装置的安装

如图 2.4.1 所示,用注射器从取样口将肠囊中加满空白 K-R 缓冲液。将肠囊垂直浸没入药液中,开始计时。药液盛放于广口瓶中,水浴保温在 37 ℃ 环境中,药液浓度分别为 12.5 μg/mL、25 μg/mL、50 μg/mL。分别于 0.5 h、1 h、1.5 h、2 h 用注射器由取样口取肠囊内样品 0.5 mL,并及时补充等量的 K-R 缓冲液。

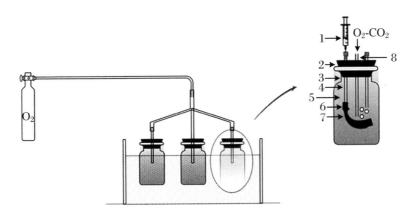

图 2.4.1　外翻肠囊实验装置

1. 100 μL 玻璃注射器收集样品;2. 橡胶塞;3. 300 mL 广口瓶作为供药瓶;4. 玻璃管;5. 37 ℃ 水浴;6. 缝合线固定小肠;7. 外翻小肠;8. 输入混合气体(15% CO_2,95% O_2)

【注意事项】

(1) 翻转肠囊操作,动作应尽量轻柔、小心,以减少对肠管黏膜面的损伤或造成肠管破裂。整个操作过程应迅速完成。

（2）分离并翻转肠囊应在供氧的 K-R 缓冲液中进行，以保持离体肠管细胞的活性。

（3）外翻肠囊法是研究物质吸收机制的一种生理学实验方法，简单易行，实验条件易控制。其主要影响因素包括培养时间长短、温度、pH、测定方法的灵敏度和通气状况。但由于体内外条件有较大差异，如体内肠道存在的蠕动作用、活体肠道内丰富的血液循环和消化道黏膜内的代谢等因素都是体外实验无法完全模拟的，同时，在操作过程中对肠道黏膜或多或少会有损伤，故实验结果可能与真正的生理条件下的结果间存在一定误差。

【实验结果】

1. 标准曲线的建立

将柚皮素的浓度及相应吸光度填入表 2.4.1。以吸光度对浓度线性回归，拟合标准曲线。

表 2.4.1　柚皮素标准品溶液的吸光度

溶液编号	1	2	3	4	5	6
C（μg/mL）						
A						
回归方程						
相关系数						
线性范围						

2. 不同肠段柚皮素的吸收

（1）不同肠段的吸光度。

将不同浓度条件下，测定各时间点柚皮素样品吸光度，记入表 2.4.2～表 2.4.5。

表 2.4.2　柚皮素在十二指肠的样品吸光度

浓度 （μg/mL）	时间（h）			
	0.5	1	1.5	2
12.5				
25				
50				

表 2.4.3　柚皮素在空肠的样品吸光度

浓度	时间（h）			
（μg/mL）	0.5	1	1.5	2
12.5				
25				
50				

表 2.4.4　柚皮素在回肠的样品吸光度

浓度	时间（h）			
（μg/mL）	0.5	1	1.5	2
12.5				
25				
50				

表 2.4.5　柚皮素在结肠的样品吸光度

浓度	时间（h）			
（μg/mL）	0.5	1	1.5	2
12.5				
25				
50				

（2）不同肠段的累积渗透速率。

以不同供试液的累积渗透量对时间线性回归,从斜率中给出累积渗透速率,记入表 2.4.6。

表 2.4.6　柚皮素在各肠段的累积渗透速率

浓度	$\mathrm{d}Q/\mathrm{d}t$（μg/s）			
（μg/mL）	十二指肠	空肠	回肠	结肠
12.5				
25				
50				

（3）不同肠段的表观渗透系数。

按公式（4.1）,计算柚皮素在各肠段的表观吸收系数 P_{app},并记入表 2.4.7。

表 2.4.7　柚皮素在各肠段的表观渗透系数 P_{app}

浓度 (μg/mL)	dQ/dt (μg/s)			
	十二指肠	空肠	回肠	结肠
12.5				
25				
50				

【思考题】

（1）同一肠段中，柚皮素的 P_{app} 与剂量是否呈线性相关？为什么？

（2）外翻肠囊法除了用于研究药物的肠吸收，还有哪些其他应用？

实验五　水杨酸的体外经皮渗透

【实验目的】

(1) 掌握药物经皮吸收体外实验的操作方法。

(2) 掌握药物经皮吸收实验的数据处理方法。

【实验原理】

皮肤用药常起保护皮肤与局部治疗的作用,也可通过皮肤吸收发挥全身治疗作用。发挥全身治疗作用时,药物需透过皮肤外层的屏障。药物的经皮吸收主要有两个途径:完整表皮途径,药物穿过皮肤的天然屏障角质层,进入真皮,真皮内有丰富的毛细血管,药物通过毛细血管吸收进入血液循环;皮肤附属器途径,即通过毛囊、皮脂腺和汗腺,直接进入血液循环。

药物经皮吸收的体外实验是经皮给药系统开发的必不可少的研究内容,它可以预测药物经皮吸收的程度和速度。研究处方组成、吸收促进剂等对药物经皮吸收的影响,有利于设计高效安全的经皮递药系统。体外经皮渗透实验的原理是将离体皮肤去除皮下脂肪后,剪成合适大小夹在扩散池中,离体皮肤将扩散池隔离成供给室和接收室,角质层朝向供给室,真皮层朝向接收室,并使接收室中的接收液恰好与真皮层接触。药物置于供给室中,紧贴角质层,然后在一定条件下进行渗透,在给定的时间间隔内取一定体积的接收液,测定药物在接收液中的浓度,从而分析药物的经皮渗透情况。皮肤由角质层、表皮、真皮、皮下组织等组成。药物置于皮肤表面后向皮肤内渗透,通过表皮达到真皮。由于真皮内有丰富的毛细血管,药物能很快吸收进入体循环,因此药物在皮肤内表面的浓度很低,即符合所谓"漏槽"条件。在体外实验条件下,如果接收室中的药物浓度远远小于供给室中的药物浓度,则接受介质中的药物满足漏槽条件。如果以 t 时刻药物通过皮肤的累积量 Q 对时间作图,在达到稳态后可以得到一条直线,直线的斜率为药物的渗透速率 J。为了处理问题简单化,可以将皮肤看作简单的膜,用 Fick's 扩散定律分析药物在皮肤内的渗透行为,通过皮肤的药物累积量 Q 与时间 t 的关系可以用下式表示:

$$Q = K \times D \frac{C_0}{h} \times \left(t - \frac{h^2}{6D} \right) \tag{5.1}$$

式中,K 为分配系数;h 为皮肤厚度,cm;C_0 为介质中药物浓度,μg/mL;D 为药物在皮肤内的扩散系数,cm²/s。那么,渗透速率 J 的计算公式如下:

$$J = D \times K \frac{C_0}{h} \tag{5.2}$$

式中，D、K、h 均为常数，可以令渗透系数 $P = DK/h$，则

$$J = PC_0 \tag{5.3}$$

经皮吸收实验装置有卧式和立式两种，可以是单室、双室或流通扩散池（图2.5.1）。常用的接收介质是 pH 7.4 的磷酸盐缓冲液或生理盐水。实验所用的皮肤除人的皮肤外，常用乳猪、猴、无毛小鼠、豚鼠和大鼠等动物的皮肤。

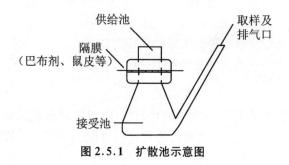

图2.5.1　扩散池示意图

【实验材料】

1. 仪器

紫外-可见分光光度计，智能透皮扩散仪，恒温磁力搅拌器，电子天平，电动剃毛刀，常用手术器械，一次性注射器，容量瓶，烧杯，移液管，微孔滤器，脱脂棉等。

2. 材料

水杨酸标准品，水杨酸原料药，硫酸铁铵，蒸馏水，生理盐水，盐酸等。

3. 动物

SD 大鼠，雄性，体重（220 ± 20）g，实验前禁食过夜，自由饮水。

【实验内容】

一、标准曲线的建立

1. 硫酸铁铵显色剂的配制

精密称取 8 g 硫酸铁铵，用蒸馏水溶解定容于 100 mL 容量瓶中，然后精密量取 2 mL，加 1 mol/L HCl 1 mL，再加蒸馏水定容至 100 mL，即得（现配现用）。

2．水杨酸标准曲线的建立

精密称取水杨酸标准品 10 mg，用蒸馏水稀释定容于 10 mL 容量瓶中，然后吸取不同体积配制成浓度为 10 μg/mL、20 μg/mL、40 μg/mL、60 μg/mL、80 μg/mL、100 μg/mL 的标准品溶液，各精密量取 5 mL，加硫酸铁铵显色剂 1 mL。另取蒸馏水 5 mL，加硫酸铁铵显色剂 1 mL 作为空白对照，于 530 nm 的波长处用紫外-可见分光光度计测定标准品溶液的吸光度，以吸光度对浓度线性回归，拟合标准曲线。

二、水杨酸体外经皮渗透

1．皮肤的处理

将大鼠脱臼处死，用剃毛刀去除大鼠腹部毛发，然后用脱毛膏脱毛，手术剪剪下皮肤组织，去除脂肪组织。将上述制备的大鼠皮肤立即用磷酸盐缓冲液洗涤，备用。

2．体外透皮实验

将搅拌子放入扩散池的接收室中，剪取适当大小处理好的完整皮肤，固定在供给室和接收室之间，角质层面向供给室，真皮层面向接收室。供给室中加入 10 mL 水杨酸饱和水溶液，接收室中加入 10 mL 生理盐水，在 32 ℃恒温搅拌条件下进行透皮实验，分别于 0.5 h、1 h、1.5 h、2 h、3 h、4 h、5 h、6 h 从接收室中取样 8 mL，并立即加入同体积的新鲜生理盐水。取出的接收液用微孔滤膜过滤，收集续滤液，备用。

三、样品测定

取续滤液 5 mL，加入硫酸铁铵显色剂 1 mL，另取蒸馏水 5 mL，加入硫酸铁铵显色剂 1 mL 作为空白，于 530 nm 的波长处测定吸光度，代入标准曲线方程，求出水杨酸浓度。

四、水杨酸体外透皮实验的数据处理

1．不同时间水杨酸累积渗透量的计算

根据测定的不同时间水杨酸浓度和取样体积，利用下式计算单位面积的累积

渗透量 Q（μg/cm^2）。以 Q_n 为纵坐标，t 为横坐标，绘制 Q_n-t 累积渗透曲线。

$$Q_n = \frac{C_n V + V_0 \sum_{i=1}^{n-1} C_i}{S} \qquad (5.4)$$

式中，Q_n 为第 n 个取样点药物的单位面积累积渗透量，μg/cm^2；V 为接收液的体积，mL；V_0 为取样量，mL；C_n 为第 n 个采样点接收液药物浓度，μg/mL；C_i 为第 i（$i = n - 1$）个采样点的药物浓度，μg/mL；S 为有效渗透面积，cm^2。

2. 水杨酸渗透速率与渗透系数的计算

将水杨酸 Q_n-t 渗透曲线尾部直线部分数据进行线性回归，求得直线斜率即为渗透速率 J [μg/(cm$^2 \cdot$ h)]。将渗透速率 J 除以供给室中水杨酸浓度 C_0 即得渗透系数 P（cm/h）。

【注意事项】

（1）动物处死后，应立即剃毛和剥离皮肤，去除皮下组织时应注意不要弄破皮肤，保证皮肤的完整性。

（2）每次抽取接收液后应立即补充新的接收液，并注意将扩散池横置以便排出与皮肤接触界面的空气。

（3）用水杨酸饱和水溶液作为受试药液，其渗透速度小，如要得到理想的渗透曲线需延长取样时间，而采用水杨酸 30% 乙醇饱和溶液作为受试药液，能在 4 h 的实验时间内得到较好的渗透曲线。

【实验结果】

1. 水杨酸标准曲线的建立

将水杨酸的浓度及相应吸光度填入表 2.5.1。以吸光度对浓度线性回归，拟合标准曲线。

表 2.5.1 不同浓度的水杨酸标准品溶液的吸光度

浓度（μg/mL）	A
10	
20	
40	
60	
80	
100	

| 线性回归方程 |
| 回归系数 |
| 线性范围 |

2. 不同时间的水杨酸浓度

测定不同时间的样品吸光度,代入标准曲线,计算药物浓度,结果记录于表 2.5.2。

表 2.5.2　不同时间接收液中水杨酸的浓度

序号	1	2	3	4	5	6	7	8
t（h）								
A								
C（μg/mL）								

3. 不同时间水杨酸累积渗透量及渗透曲线

根据水杨酸浓度和取样体积,利用公式(5.4)计算单位面积累积渗透量 Q_n。以 Q_n 为纵坐标,采样时间 t 为横坐标,绘制 Q_n-t 累积渗透曲线。

Q_n-t 累积渗透曲线:

4. 水杨酸渗透速率与渗透系数

利用水杨酸 Q_n-t 渗透曲线的尾部直线数据,即 Q_n 对 t 线性回归,求得回归方程,通过斜率得出渗透速率 J [μg/(cm^2·h)],进一步计算渗透系数 P（cm/h）。

回归方程：_____。

渗透速率 J = _____。

渗透系数 P = _____。

【思考题】

(1) 影响药物经皮吸收的剂型因素主要有哪些？

(2) 促进药物经皮吸收的策略有哪些？

(3) 研究药物经皮渗透还有哪些方法？

实验六　平衡透析法测定血浆蛋白结合率

【实验目的】

(1) 掌握血浆蛋白结合率在药物分布中的意义。

(2) 掌握平衡透析法测定血浆蛋白结合率的原理和方法。

【实验原理】

药物进入体循环后有两种形式:结合型和游离型。前者为结合型药物,即药物与血浆蛋白结合,结合后分子量增大,不能跨膜转运,暂时失去药理活性,起着类似药库作用,在一定条件下可将药物重新释放出来;后者为游离型药物,能透过生物膜,进入相应的组织或靶器官,产生药理效应或进行代谢和排泄。通常结合型与游离型处于动态平衡状态。药物与血浆蛋白结合符合质量作用定律,即

$$D_f + 游离结合部位 \underset{k_2}{\overset{k_1}{\rightleftharpoons}} D_b \tag{6.1}$$

$$K = \frac{k_1}{k_2} = \frac{D_b}{[D_f](nP - [D_b])} \tag{6.2}$$

式中,D_f 为游离型药物浓度,$\mu g/mL$;D_b 为结合型药物浓度,$\mu g/mL$;P 为血浆蛋白浓度,$\mu g/mL$;n 为结合位点;k_1 和 k_2 分别表示结合速率常数和解离速率常数;K 为平衡时的结合常数,反应药物与结合蛋白亲和力的大小。

血浆蛋白结合率系指药物吸收入血液后与血浆蛋白结合的量占药物总量的百分比,是反映体内过程的重要参数之一,它影响药物在体内的分布、代谢与排泄,从而影响药物的作用时间和强度,并与药物的相互作用及作用机制等密切相关。通常血浆蛋白结合率高的药物体内消除慢,维持作用时间长。血浆蛋白结合率 β 的计算公式如下:

$$\beta = \frac{[D_b]}{[D_b] + [D_f]} = \frac{[nP]}{[nP] + K^{-1} + [D_f]} \tag{6.3}$$

研究药物血浆蛋白结合率的方法主要有平衡透析法、微透析法、超滤法、超速离心法、凝胶过滤法、光谱方法等。

平衡透析法是定量研究蛋白质与小分子结合平衡的一种传统且成熟的膜分离技术。其工作原理是基于分子大小或者重量不同,将蛋白置于一隔室内,用半透膜将此隔室与另一隔室分开,蛋白质等大分子不能透过半透膜,而药物小分子等可自

由透过,当达到透析平衡时,半透膜两侧的游离药物浓度相等。若系统中药物总量已知,测定不含蛋白隔室中的药物浓度,即可推算与蛋白结合药物的量。该方法在溶液中完成,血浆和缓冲液的 pH 以及离子强度保持相对恒定,可以最大限度反映体内情况,结果可靠,故经常作为经典参比方法。

【实验材料】

1. 仪器

紫外-可见分光光度计,离心机,恒温摇床,电子秤,透析袋(截留分子量为 8000～14000),兔解剖台,婴儿秤,精密取样器,常用手术器械,试管,吸管,一次性注射器,容量瓶,丝线等。

2. 试剂

水杨酸标准品,肝素钠注射液,碳酸氢钠溶液,无水乙醇,25%乌拉坦溶液,磷酸盐缓冲液(pH 7.4),氢氧化钠溶液等。

3. 动物

新西兰白兔,体重(2.50±0.2) kg,雌雄不限,实验前禁食过夜,自由饮水。

【实验内容】

一、溶液配制

1. 磷酸盐缓冲溶液的配制

称取磷酸二氢钾 1.36 g,加入 0.1 mol/L 氢氧化钠溶液 79 mL,用生理盐水稀释至 200 mL。

2. 肝素钠溶液的配制

取 5 支肝素钠注射液(12500 U,2 mg),每支用生理盐水稀释至 200 mL 作为抗凝剂,备用。

3. 供试液的配制

精密称取 10 mg、20 mg、40 mg 水杨酸,用磷酸盐缓冲溶液溶解,稀释并定容至 100 mL,得浓度 100 μg/mL、200 μg/mL、400 μg/mL 的水杨酸供试液。

二、半透膜处理

将透析袋先用50%乙醇加热煮沸1 h,再依次用50%乙醇、0.01 mol/L碳酸氢钠溶液煮沸1 h,然后用加热的蒸馏水洗3次,再用蒸馏水浸泡过夜,备用。

三、血浆制备

新西兰白兔称重,按照5 mL/kg耳缘静脉注射25%乌拉坦溶液麻醉,固定于兔解剖台上。心脏采血,置于肝素钠溶液浸润的离心管内,3000 r/min离心10 min,取上清液即为血浆。

四、透析实验

(1) 取10个处理好的管状透析袋,除去袋内外水分,一端折叠,用丝线扎紧,各加入空白血浆1.5 mL;另一端也用丝线扎紧,留取约10 cm长度的丝线。

(2) 取10支15 mL具塞试管,依次编号为①~⑩,其中①~③号管加入8.5 mL磷酸盐缓冲液和1.5 mL浓度为100 μg/mL的水杨酸标准品溶液,④~⑥管加入8.5 mL磷酸盐缓冲液和1.5 mL浓度为200 μg/mL的水杨酸标准品溶液,⑦~⑨管加入8.5 mL磷酸盐缓冲液和1.5 mL浓度为400 μg/mL的水杨酸标准品溶液,⑩号管加入10 mL磷酸盐缓冲液。

(3) 将两端结扎且盛有血浆的透析袋浸入①~⑩试管中,用袋两端残留线段调节袋内外液体,使保持同一水平,排除因液面差引起液体流动。

(4) 把试管放到摇床上,37 ℃恒温透析48 h,待透析平衡后,吸取袋外透析液少许,加入等量3%三氯醋酸试剂,检查有无血浆蛋白漏出,如有漏出,则该样本弃用。

五、水杨酸浓度的测定

1. 标准曲线的建立

精密称取水杨酸标准品10 mg,用磷酸盐缓冲液(含氯化钠)溶解、稀释并定容于50 mL的容量瓶中,精密量取适量,用磷酸盐缓冲液配制成浓度为5 μg/mL、10 μg/mL、25 μg/mL、50 μg/mL、100 μg/mL、200 μg/mL标准系列溶液,用磷酸盐缓冲液作空白对照,在296 nm处紫外测定水杨酸的吸光度。以吸光度对浓度线性回归,拟合标准曲线。

2. 样品测定

以不加水杨酸空白血浆的透析液作参比溶液,在 296 nm 处测定不同浓度水杨酸血浆透析液的吸光度,代入标准曲线计算未结合水杨酸浓度,再计算出游离药物量、结合药物量和血浆蛋白结合率,记录数据。

【注意事项】

(1) 采血前,各试管内应预先用肝素钠溶液浸润。

(2) 透析袋两端要用丝线扎紧,以免膜内液体外泄。

(3) 在透析的过程中,建议使用带盖刻度试管,可有效避免袋外水分的蒸发对实验结果的影响。

(4) 紫外测定前,比色池要用透析液润洗,用吸水纸将外周擦拭干净。

【实验结果】

1. 水杨酸标准曲线的建立

将不同浓度水杨酸标准品溶液的吸光度的计算结果填入表 2.6.1 中。以水杨酸的吸光度对浓度线性回归,拟合标准曲线。

表 2.6.1　不同浓度水杨酸标准品溶液的吸光度

浓度（μg/mL）	吸光度
5	
10	
25	
50	
100	
200	
线性回归方程	
回归系数	
线性范围	

2. 水杨酸的血浆蛋白结合率测定

根据透析液的药物浓度计算出游离药量,进而计算出结合药量和血浆蛋白结合率。计算结果填入表 2.6.2 中。

表 2.6.2　不同浓度水杨酸血浆蛋白结合率

序号	1	2	3	4	5	6	7	8	9
水杨酸 C（μg/mL）									
透析液 A									
游离药物量（μg）									
结合药物量（μg）									
血浆蛋白结合率（%）									

【思考题】

（1）血浆蛋白结合率测定的方法有哪些？各有何特点？

（2）测定血浆蛋白结合率有何实际意义？

实验七　绿原酸整体组织分布实验

【实验目的】

(1) 掌握组织样品的处理方法。

(2) 掌握在大鼠体内测定整体组织分布的实验方法。

(3) 了解药物在体内的分布规律。

【实验原理】

药物的分布是药物与血浆蛋白结合达到平衡，游离药物透过毛细血管壁进入细胞间液，与组织蛋白结合达到平衡透过细胞膜进入细胞。药物从给药部位吸收进入体循环（血液、淋巴）后，由循环系统运送到体内各脏器、组织、体液和细胞，这种药物在血液和组织中转运的过程称为药物的分布。大部分药物的分布过程属于被动转运，少数为主动转运。

药物组织分布的研究方法主要分为：体外法、动物体内法、人体的体内法等。综合伦理学、实用性和可操作性，这里着重介绍动物体内法，选用大鼠或小鼠做组织分布实验较为方便。选择一个剂量（一般以有效剂量为宜）给药后，至少测定药物在心、肝、脾、肺、肾、胃肠道、生殖腺、脑、体脂、骨骼肌等组织的浓度，以了解药物在体内的主要分布组织。特别注意药物浓度高、蓄积时间长的组织和器官以及在药效或毒性靶器官的分布。

绿原酸口服后在人体吸收差，只有少部分在小肠以原形吸收，大部分到达结肠后被肠道菌群代谢为苯甲酸、苯丙酸及肉桂酸等物质后进入血循环。因此口服给药后，绿原酸在血浆中主要以代谢产物的形式存在。为了更清晰地了解绿原酸在大鼠体内的组织分布，实验选用静脉注射方式。绿原酸静脉注射后主要分布于肾组织，其次分布于肝、肺、心、肌肉、肠、胃和脂肪等组织。绿原酸的排泄主要通过肾脏排泄，且代谢消除快。

【实验材料】

1. 仪器

高效液相色谱仪，组织匀浆器，离心机，大鼠固定器，手术器械，注射器，电子天平，婴儿秤等。

2. 试剂

注射用绿原酸单体(含量大于 98%),绿原酸标准品,槲皮素标准品,生理盐水,75%酒精,脱脂棉,色谱乙腈,色谱甲醇,分析纯磷酸,超纯水等。

3. 动物

SD 大鼠,雄性,体重(220±20) g,实验前禁食过夜,自由饮水。

【实验内容】

一、血浆中绿原酸的含量测定

1. 色谱条件

固定相:C_{18}反相色谱柱(4.6 mm×200 mm,5 μm),流动相:乙腈:0.4% 磷酸溶液(30:70),检测波长:280 nm,流速:1.0 mL/min,进样量:20 μL。

2. 绿原酸标准品溶液和槲皮素内标溶液的配制

精密称取绿原酸标准品 10 mg,置于 10 mL 容量瓶中,用甲醇溶解并稀释至刻度,摇匀,得到 1 mg/mL 储备液;精密称取槲皮素标准品 4 mg 置于 10 mL 容量瓶中,得到 0.4 mg/mL 的溶液槲皮素内标溶液。

3. 血浆样品的预处理

取大鼠血浆 100 μL,加入槲皮素内标液 50 μL,加入 10% 三氯乙酸 50 μL,充分涡旋混合 15 min,12000 r/min,离心 15 min,取上清液,进样分析。

4. 绿原酸血浆样品的标准曲线建立

取大鼠的空白血浆,加入适量的绿原酸标准品溶液,配制成 0 μg/mL、0.5 μg/mL、1 μg/mL、2 μg/mL、5 μg/mL、10 μg/mL、50 μg/mL、100 μg/mL 系列浓度的溶液,分别加入 0.2 mg/mL 槲皮素内标液适量,使得终浓度为 20 μg/mL。按照"血浆样品的预处理"的步骤操作,进样测定。以绿原酸峰面积与槲皮素的峰面积比值对血浆中绿原酸浓度,进行线性回归,拟合标准曲线。

二、组织样品中绿原酸的含量测定

1. 色谱条件

固定相:C_{18}反相色谱柱(4.6 mm × 200 mm,5 μm),流动相:乙腈:0.4% 磷酸溶液(30:70),检测波长:280 nm,流速:1.0 mL/min,进样量:20 μL。

2. 组织样品的预处理

分别精密称取大鼠心、肝、脾、肺、肾、脑、胃、脂肪样品 50 mg,加入 50 mL 生理盐水后匀浆,取大鼠组织匀浆液 100 μL,加入槲皮素内标液 50 μL,加入 10%三氯乙酸 50 μL,充分涡旋混合 15 min,12000 r/min,离心 15 min,取上清液,进样分析。

3. 绿原酸组织样品的标准曲线建立

取空白大鼠心、肝、脾、肺、肾、脑、胃、脂肪样品,加入适量的绿原酸标准品溶液,配制成 0 μg/mL、0.5 μg/mL、1 μg/mL、2 μg/mL、5 μg/mL、10 μg/mL、50 μg/mL、100 μg/mL 系列浓度的溶液,分别加入 0.4 mg/mL 槲皮素内标液适量,使得终浓度为 20 μg/mL。按照"组织样品的预处理"的步骤操作,进样测定。以绿原酸峰面积与槲皮素的峰面积比值对组织中绿原酸浓度,进行线性回归,拟合标准曲线。

三、绿原酸静脉注射给药的组织分布实验

1. 大鼠血浆和组织采集

本次实验需要一个动物的连续时间的血样,而且每个时间点需要 0.5 mL 左右,因此选用眼眶后静脉丛取血法。大鼠的组织采样,需要将大鼠麻醉后,取尽体内的血液,分离出完整的心、肝、脾、肺、肾、脑、胃及脂肪,取出后,需经生理盐水洗净并吸干,取出组织中的脂肪、结缔组织和筋膜等杂质。

2. 绿原酸的药时曲线测定

取 6 只大鼠,尾静脉注射 50 mg/kg 的绿原酸,分别于 2 min、5 min、30 min、60 min、120 min、240 min 时间点取血约 0.5 mL 至肝素化的离心管中,在 25 ℃和 3500 r/min 条件下离心 15 min,取血浆 100 μL,按照"血浆样品的预处理"的步骤操作,进样测定,代入血浆中药物的标准曲线,计算血浆中不同时间点的绿原酸浓

度,绘制药时曲线。

3. 绿原酸的组织分布实验

将 18 只大鼠随机分为 3 组,尾静脉注射 50 mg/kg 的绿原酸,各组大鼠分别于给药后 30 min、60 min、120 min 处死,分离各组大鼠的心、肝、脾、肺、肾、脑、胃、脂肪样品,用生理盐水冲洗干净,并用滤纸吸干,精密称取心、肝、脾、肺、肾、脑、胃、脂肪 50 mg,按照"组织样品的预处理"的步骤操作,进样测定,代入组织中药物的标准曲线,计算组织中不同时间点的绿原酸浓度,绘制药物在不同时间点的组织分布柱状图。

【注意事项】

（1）血浆中含有大量的蛋白质等生物大分子,与药物的结合会影响血药浓度测定的准确性。因此,可以通过调节血浆中的 pH 来解离蛋白质,也可以采取加入甲醇和乙腈等有机溶剂或者强酸、中性盐等方法来沉淀去除蛋白。

（2）在动物组织取材过程中,尽可能的取尽大鼠体内的血,在组织中残留的血液中也含有目标药物,如果含血量过高,会影响组织中药物的真实含量;取材时尽可能去除组织表面的筋膜、结缔组织和脂肪组织等,排除因杂质引起的组织药物含量的相对下降。

【实验结果】

1. 血浆和其他组织的标准曲线

将绿原酸的标准曲线回归方程和相关系数填入表 2.7.1。以血浆中和其他组织中的峰面积比对绿原酸浓度进行线性回归,拟合绿原酸在血浆和心、肝、脾、肺、肾、脑、胃、脂肪中的标准曲线。

表 2.7.1　绿原酸的标准曲线回归方程和相关系数

	回归方程	相关系数
血浆		
心		
肝		
脾		
肺		
脑		
胃		
脂肪		

2. 药时曲线的绘制

计算各时间点的血浆中绿原酸的浓度,填入表 2.7.2。以血药浓度为纵坐标,时间为横坐标,绘制药时曲线。

表 2.7.2　血浆中不同时间点的绿原酸含量

时间	2 min	5 min	30 min	60 min	120 min	240 min
峰面积						
峰面积比值						
浓度（μg/ mL）						

药时曲线:

3. 绿原酸的组织分布

分别计算心、肝、脾、肺、肾、脑、胃、脂肪中绿原酸各时间点的含量,填入表 2.7.3。以组织含量为纵坐标,时间为横坐标,绘制药物在不同组织的分布柱状图。

表 2.7.3　组织中绿原酸的含量

	时间	峰面积比	浓度（μg/mL）	组织含量（μg/g）
心	5 min			
	60 min			
	120 min			
肝	5 min			
	60 min			
	120 min			
脾	5 min			
	60 min			
	120 min			
肺	5 min			
	60 min			
	120 min			
肾	5 min			
	60 min			
	120 min			
脑	5 min			
	60 min			
	120 min			
胃	5 min			
	60 min			
	120 min			
脂肪	5 min			
	60 min			
	120 min			

分布柱状图：

【思考题】

(1) 绿原酸在大鼠体内的分布特征？

(2) 哪些因素会影响绿原酸在大鼠体内的分布？

实验八　大鼠肝微粒体代谢氯吡格雷的速率测定

【实验目的】

（1）掌握制备肝微粒体的方法。

（2）掌握大鼠肝微粒体孵育方法及肝微粒代谢速率的计算方法。

（3）熟悉利用药物损失法和 HPLC 法测定肝微粒体中氯吡格雷的代谢。

【实验原理】

药物从体内消除主要有两种方式，即代谢和排泄。药物被机体吸收后，在体内各种酶以及体液环境作用下，可发生一系列化学反应，导致药物化学结构上的转变，这就是药物的代谢。通常药物代谢产物的极性比原药大，易于排泄。

肝脏是体内药物代谢的主要场所，肝脏中药物代谢酶包含两种酶系，分别是微粒体混合功能氧化酶系和非微粒体混合功能氧化酶系。① 微粒体混合功能氧化酶系存在于肝细胞或其他细胞（如小肠黏膜、肾、肾上腺皮质细胞等）的内质网的亲脂性膜上，是肝脏中最重要的酶系，也称为细胞色素 P450 酶系（CYP450）。该酶系具有特异性不强、催化反应需 O_2 和还原型辅酶 Ⅱ（NADPH）、酶的活性可被诱导或抑制等特点。② 非微粒体混合功能氧化酶系主要分布在肝、血浆、肾及其他组织中，主要发生缩合、氧化、还原、水解反应等。

氯吡格雷属于噻吩吡啶类抗血小板药物，是第二代 ADP 受体拮抗剂。氯吡格雷为无活性的药物前体，需经肝细胞内 CYP450 酶系活化，氯吡格雷吸收的大部分（85%）通过肝脏羧酸磷脂酶水解成无活性的羧酸代谢物（SR26334），剩下的 15% 通过肝脏的细胞色素被转化成有活性的硫醇代谢物，产生抗血小板的药理作用。

本实验主要测定氯吡格雷在体外肝微粒代谢酶的代谢作用速度，肝微粒体可自行取大鼠肝组织通过差速离心法制备，也可直接购买进行实验。

【实验材料】

1. 仪器

高效液相色谱仪，恒温水浴锅，超高速离心机，手术器械，注射器，电子天平，大鼠固定板，蠕动泵，酶标仪。

2. 试剂

氯吡格雷，氯雷他定，NADPH 生成系统（含有 1.5 mmol/L NADP，1.2 U/mL 6-磷酸葡萄糖脱氢酶，5 mmol/L 6-磷酸葡萄糖），氯化镁，磷酸盐缓冲液，甘油，色谱级甲醇和乙腈，超纯水，戊巴比妥钠，生理盐水等。

3. 动物

SD 大鼠，雄性，体重（220±20）g。

【实验内容】

一、大鼠肝微粒体的制备方法

（1）取 SD 雄性大鼠 10 只，腹腔注射戊巴比妥钠（40 mg/kg），使其麻醉，利用酒精常规消毒后，打开腹腔暴露肝脏，将肝组织分离移至体外并保持 37 ℃。

（2）灌流液经门静脉插管进入肝脏，由出肝静脉插管回到循环泵中，连续循环，肝门静脉处进行插管并固定。结扎上腔静脉，剪破下腔静脉用磷酸盐缓冲液进行灌流，直至肝脏颜色呈土黄色。

（3）灌流好的肝脏取出后按 1 : 4 比例放入装有磷酸盐缓冲液（含 1 mmol/L EDTA，0.25 mmol/L 蔗糖）的匀浆管内，剪碎，匀浆。

（4）将匀浆液倒入 50 mL 高速离心管中，在 4 ℃ 条件下 $9000×g$ 离心 20 min。

（5）保留上清并转移到超速离心管中，在 4 ℃ 条件下 $100000×g$ 离心 60 min。

（6）保留沉淀并重新混悬于磷酸盐缓冲液（含 0.9% 的 NaCl）中，4 ℃ 条件下 $100000×g$ 再离心 60 min，得到的沉淀即为肝微粒体。

（7）将肝微粒体重悬于 0.1 mol/L 磷酸缓冲液（PH 7.4，30% 甘油，1 mmol/L EDTA，0.25 mmol/L 蔗糖）中，于 −70 ℃ 冰箱保存，其中留取一小管用于蛋白浓度测定。

（8）微粒体蛋白浓度测定：依据 Lowry 法（Lowry 等，1951）测定，首先用牛血清白蛋白标准品溶液配制成不同浓度的蛋白标准溶液，与斐林试剂混匀发生反应后，常温静置 30 min 后于 500 nm 测定吸光度，以吸光度对蛋白浓度进行线性回归，拟合标准曲线。同法测定肝微粒体的吸光度，代入标准曲线计算肝微粒体的蛋白浓度。

二、大鼠肝微粒体孵育方法

1. 温孵体系组成

300 μL 反应体系中包含氯吡格雷,肝微粒体,NADPH 生成系统,氯化镁 5 mmol/L,最后补齐相应体积的 0.1 mmol/L 磷酸氢二钠缓冲液(pH 7.40)至 300 μL,涡旋混匀。

2. 温孵反应

先将 1 mmol/L 氯吡格雷与肝微粒体于 37 ℃水浴温孵 5 min 后,加入 NADPH 生成系统启动反应,37 ℃水浴温孵一段时间,10 min、30 min、60 min 和 120 min 后,加入与氯吡格雷等体积的内标氯雷他定溶液来终止反应。同时设置 不含 NADPH 对照组、微粒体蛋白灭活组。

三、氯吡格雷的含量测定

1. 色谱条件

C_{18}反相色谱柱(4.6 mm×200 mm,5 μm),流动相:乙腈:水(含 0.1% 甲酸) (90:10),检测波长:220 nm,流速:1.0 mL/min,进样量:20 μL。

2. 氯吡格雷和氯雷他定标准品溶液的配制

精密称取氯吡格雷标准品 10.0 mg,置 10 mL 容量瓶中,用甲醇溶解并稀释至 刻度,摇匀,得到 1 mg/mL 氯吡格雷标准品储备液;精密称取氯雷他定标准品 2.0 mg,用甲醇溶解至 100 mL,得到 20 μg/mL 的氯雷他定内标溶液。

3. 微粒体蛋白孵育体系的样品预处理

取 1.5 mL 离心管,取待测的微粒体蛋白孵育体系样品 100 μL,精密加入内标 溶液 10 μL,加 400 μL 甲醇,涡旋 10 min,12000 r/min 离心 10 min,取 100 μL 上 层清液置于新的 1.5 mL 离心管中,HPLC 进样检测。

4. 微粒体孵育体系的氯吡格雷标准曲线的建立

取微粒体蛋白孵育体系,加入适量的氯吡格雷标准品溶液,配制成 0 μg/mL、 0.2 μg/mL、0.4 μg/mL、4 μg/mL、10 μg/mL、40 μg/mL、100 μg/mL 系列浓度的 溶液,分别加入 200 μg/mL 氯雷他定内标溶液适量,使得终浓度为 20 μg/mL。

按照"微粒体蛋白孵育体系的样品预处理"的步骤操作,以氯吡格雷面积与氯雷他定的峰面积比值对微粒体蛋白孵育体系中氯吡格雷的浓度,进行线性回归,拟合标准曲线。

四、大鼠肝微粒体代谢氯吡格雷的速率测定

1. 肝微粒体温孵液中的氯吡格雷浓度的测定

按照上述肝微粒体温孵反应步骤进行操作,等温孵终止反应之后,收集微粒体蛋白反应液,经样品处理后,进行 HPLC 分析,以氯吡格雷的峰面积与内标氯雷他定的峰面积比值代入标准曲线,并计算出待测物氯吡格雷的浓度。

2. 氯吡格雷消除半衰期 $t_{1/2}$ 的计算

以各个时间点氯吡格雷剩余浓度的均值对时间作半对数图形,进行线性相关分析,得到氯吡格雷在肝微粒体温孵实验中的消除半衰期。

3. 氯吡格雷代谢速率的测定

肝脏微粒体中氯吡格雷的代谢速率 R 可通过下面公式计算:

$$R = C_0 \times 0.693/t_{1/2} \qquad (8.1)$$

式中,C_0 为氯吡格雷在孵育液中的初始浓度;$t_{1/2}$ 为氯吡格雷消除半衰期。

【注意事项】

(1) 手术开口的位置要注意不能剪破胸隔膜,防止动物气胸导致死亡。

(2) 肝脏灌流的速度和流速要控制,否则会引起肝细胞的死亡。

(3) 制备肝微粒体时尽量将动物肝脏冲洗干净,在冰浴中操作,避免微粒体酶中活性的改变。

(4) 肝微粒悬浮于 30%甘油磷酸盐中时,一定要吹打均匀。

(5) 温孵体系中,待测药物的浓度、肝微粒体蛋白浓度、温孵时间都需经预实验考察。

(6) 肝微粒体蛋白质含量的测定作为该研究方法的前提,其准确性将直接影响实验结果。目前常用的蛋白含量的测定方法有 Folin-酚法(Lowry 法)、双辛可宁酸法(BCA 法)、考马斯亮蓝法(Bradford 法)。反应时间、离子浓度、蔗糖浓度等都会影响测定结果。Lowry 法操作简单,原料经济,准确性及稳定性也较好,适合于实验室研究使用。

【实验结果】

1. 肝微粒体蛋白溶液的标准曲线

采用 Lowry 法测定不同浓度的蛋白标准溶液在 500 nm 的吸光度，将计算结果填入表 2.8.1 中。以吸光度对蛋白浓度进行线性回归，拟合标准曲线。

表 2.8.1　肝微粒体蛋白溶液的吸光度

浓度（μg/mL）	吸光度
50	
100	
200	
400	
80	
1200	
线性回归方程	
回归系数	
线性范围	

2. 微粒体孵育体系的氯吡格雷标准曲线

将不同浓度的氯吡格雷标准溶液的峰面积比填入表 2.8.2。以氯吡格雷面积与氯雷他定的峰面积比值对微粒体蛋白孵育体系中氯吡格雷的浓度，进行线性回归，拟合标准曲线。

表 2.8.2　不同浓度的氯吡格雷标准品溶液的峰面积比

浓度（μg/mL）	峰面积比
0.2	
0.4	
4	
10	
40	
100	
线性回归方程	
回归系数	
线性范围	

3．样品测定

依据建立的氯吡格雷的标准曲线方程，用 HPLC 测定所取微粒体蛋白孵育体系样品的氯吡格雷浓度，结果记录于表 2.8.3。

表 2.8.3　微粒体蛋白孵育体系中氯吡格雷的浓度

时间段	10 min	30 min	60 min	120 min
氯吡格雷组				
氯吡格雷 + 不含 NADPH 组				
氯吡格雷 + 灭活蛋白组				

4．消除半衰期

以氯吡格雷各个时间点的平均浓度对时间作半对数图形，进行线性相关分析，从直线斜率中计算氯吡格雷消除半衰期，$t_{1/2}$ = _____。

血药浓度对时间的半对数图形：

5．代谢速率

根据消除速率公式，以氯吡格雷在孵育液中的初始浓度和消除半衰期 $t_{1/2}$，计算氯吡格雷在肝微粒体中的代谢速率。

大鼠肝微粒体代谢氯吡格雷的速率 R = _____。

【思考题】

(1) 参与氯吡格雷代谢的酶有哪些？

(2) 研究药物代谢的方法还有哪些？

实验九　离体大鼠肝脏灌流实验

【实验目的】

（1）掌握离体大鼠肝脏灌流的实验方法。

（2）熟悉各类肝脏灌流模型的特点。

（3）了解肝脏灌流模型的器官功能评价。

【实验原理】

肝脏是机体最重要的代谢器官，也是重要的药物处置器官，在药代动力学研究工作中，常常需要深入探索药物在肝脏的处置机制。经典的动物整体实验会受到多种器官和组织的影响，情况复杂多变，不易控制，也无法明确药物在某一组织的处置机制。这时，就需要采用一定的体外方法，在模拟体内环境的基础上，在指定的组织器官上单独进行实验，如器官灌流、组织切片、组织细胞培养等。离体肝灌流模型保持了完整的肝脏组织结构、细胞结构与细胞间连接，能在一定条件下、一段时间内保持正常的生理生化功能，是与体内条件和环境最接近的一种模型，最能反映体内的真实情况。

肝脏灌流模型根据灌流方法可分为以下三类：

（1）循环灌流和一过式灌流：① 灌流液从储液瓶灌流至肝脏后再流回储液瓶，不断循环的封闭式灌流方法称为循环灌流。此方法模拟体内血液循环，因此更接近真实生理情况。由于灌流液不断循环，所需的灌流液与药量也较少，容易造成内源性代谢物积累，影响肝脏功能。② 灌流液从储液瓶灌流至肝脏后直接从下腔静脉流出，不再循环的开放式灌流方法称为一过式灌流。一过式灌流可以持续监测经过肝脏的灌流液中药物及代谢物的质与量，明确药物及代谢物随时间变化规律，并减少代谢物的累积。但一过式灌流所需灌流液及药物量均很多，而且使得某些量少的代谢物不易被检测出来。

（2）正向灌流和反向灌流：灌流液由门静脉进入，从肝静脉流出为正向灌流，反之则为反向灌流。一般灌流实验均采用正向灌流。

（3）双重灌流：肝门静脉和肝动脉同时进行灌流即为双重灌流。肝脏由肝门静脉和肝动脉一同供血，双重灌流可更好地模拟真实生理情况。但肝动脉不宜直接进行插管，常选取其他动脉如胃十二指肠动脉等进行插管，操作难度较大。

【实验材料】

1. 仪器

蠕动泵,恒温槽,搅拌器,灌流管,高效液相色谱仪,pH 计,电子天平,组织匀浆机,离心机,涡旋仪,剪刀,镊子,注射器,离心管等。

2. 试剂

牛黄胆酸钠,氯化钾,磷酸二氢钠,氯化钙,硫酸镁,氯化钠,葡萄糖,大黄酸标准品,霉酚酸标准品,6%高氯酸溶液,乌拉坦,甲醇,乙腈,去离子水等。

3. 动物

SD 大鼠,雌雄各半,体重(220 ± 20) g。

【实验内容】

一、溶液配制

1. Krebs-Henseleit 缓冲液配制

按照 KCl 4.7 mmol/L,NaH_2PO_4 1.2 mmol/L,$CaCl_2$ 2.5 mmol/L,$MgSO_4$ 1.2 mmol/L,NaCl 118 mmol/L,葡萄糖 11.0 mmol/L,终浓度葡萄糖 60 g/L 配制灌流液,pH 调至 7.35～7.45。

2. 灌流液配制

称取 4.75 mg 牛黄胆酸钠,加入 1000 mL 缓冲液中,调节 pH 至 7.4。

3. 大黄酸及霉酚酸标准品溶液配制

精密称取 10 mg 大黄酸标准品,用甲醇溶解定容于 100 mL 容量瓶中,得 100 $\mu g/mL$ 的大黄酸标准品储备液。精密称取霉酚酸标准品 0.2 mg,用 6%高氯酸溶解定容至 100 mL,得到 2 $\mu g/mL$ 的霉酚酸内标溶液。

4. 大黄酸药液配制

取大黄酸溶液 20 μL,加入 180 μL 的空白灌流液,混匀可得浓度为 10 $\mu g/mL$ 的大黄酸药液。

二、大黄酸的含量测定

1．色谱条件

固定相：C_{18} 反相色谱柱(250 mm×4.6 mm,5 μm),流动相:甲醇：水(25：75),进样量:20 μL,流速:1.0 mL/min,检测波长:254 nm,柱温:37 ℃。

2．标准曲线的建立

取大黄酸标准品储备液适量,配制成 1 μg/mL、2 μg/mL、4 μg/mL、8 μg/mL、32 μg/mL、64 μg/mL 和 80 μg/mL 系列浓度的标准品母液,取各浓度母液 20 μL,加入 180 μL 的含内标的空白灌流液,混匀,既得大黄酸系列浓度的标准品溶液。进样测定,以大黄酸与霉酚酸的峰面积比对大黄酸浓度线性回归,拟合标准曲线。

3．样品测定

精密吸取 0.1 mL 样品加入 0.1 mL 含内标溶液,涡旋混匀 30 s,12000 r/min 离心 10 min,取上清液,进样测定。将大黄酸与霉酚酸的峰面积比代入标准曲线,计算大黄酸浓度。

三、动物手术及取样

20%乌拉坦以 0.07 mL/kg 的剂量腹腔注射麻醉大鼠,打开腹腔,分离结扎胃、十二指肠、脾动脉。分离下腔静脉,行下腔静脉插管,注入2000～5000 U/kg 大鼠体重的肝素钠生理盐水抗凝。用静脉留置针穿刺门静脉,注入2000～5000 U/kg 大鼠体重的肝素钠生理盐水,系线固定后立即开启蠕动泵注入 37 ℃预热的灌流液,流速为2～3 mL/min。在横隔上侧的下腔静脉上端插管,同时结扎下腔静脉下端,使灌流液由上端插管流出。将肝脏分离,完整地转移至灌流装置中,使用37 ℃预热的灌流液循环灌流,全程通气95% O_2 和5% CO_2。灌流速度为5～10 mL/min,冲洗约 5 min。待肝脏冲洗完毕后,由加药口加入大黄酸药液,开始计时,分别于0 min、5 min、10 min、15 min、20 min、30 min、40 min、50 min、60 min、70 min、80 min、90 min、100 min 和 120 min 由取样口取样 0.2 mL,同时加入空白灌流液。按"样品测定"的步骤操作,进样分析。

【注意事项】

(1) 手术开口的位置要注意不能剪破胸隔膜,防止动物气胸导致死亡。

(2) 肝脏灌流的速度和流速要控制,否则会引起肝细胞的死亡。

(3) 在灌流过程中,要注意保持管路通畅、灌流速度适宜,因为肝脏容易水肿胀大。

【实验结果】

1. 大黄酸标准曲线的建立

将不同浓度的大黄酸标准品溶液的峰面积比填入表 2.9.1。以大黄酸与内标的峰面积比值对大黄酸浓度线性回归,拟合标准曲线。

表 2.9.1　不同浓度的大黄酸标准品溶液的峰面积比

浓度（μg/mL）	峰面积比
1	
2	
4	
8	
32	
64	
80	
线性回归方程	
回归系数	
线性范围	

2. 灌流液中大黄酸的浓度测定

测定不同时间灌流液中大黄酸的浓度,填入表 2.9.2。以时间为横坐标,大黄酸浓度为纵坐标,绘制浓度变化曲线。

表 2.9.2　不同时间灌流液中大黄酸的浓度

时间（min）	0	5	10	15	20	30	40	50	60	70	80	90	100	120
峰面积比														
C（μg/mL）														

浓度变化曲线：

3. 药动学参数计算

将不同时间点的大黄酸浓度输入 DAS 软件，以非房室模型拟合，计算曲线下面积 AUC、平均滞留时间 MRT、全身的清除率 CL、表观分布容积 V 等动力学参数，填入表 2.9.3。

表 2.9.3 灌流液中大黄酸的药动学参数

参数	AUC（mg·min/L）	MRT（min）	CL（mL/min）	V（mL）
结果				

【思考题】

（1）大鼠离体肝脏灌流实验操作过程中需要注意哪些环节？

（2）实验中的哪些因素会影响肝脏功能？

实验十　重组 CYP3A4 酶代谢动力学实验

【实验目的】

(1) 掌握重组酶的体外孵育方法。

(2) 掌握丹参酮ⅡA磺酸钠在重组 CYP3A4 酶代谢动力学实验中药动学参数的测定方法。

(3) 了解重组 CYP3A4 酶代谢动力学研究的基本原理。

【实验原理】

CYP450 酶系是介导Ⅰ相反应最重要的代谢酶系,主要存在于肝脏的内质网上。CYP450 是一个多种类、多功能酶系,目前已知 CYP450 大家族有 10 多个亚族,其中 CYP3A4 是最重要的亚型之一,约占人体肝细胞 CYP450 的 30%,参与约50% 的药物代谢。

为获得理想的 CYP450 酶亚型体外代谢实验模型,常采用基因重组酶技术,将调控某个特定 CYP450 酶亚型表达的基因整合到大肠杆菌或昆虫细胞上,再经过细胞培养,使特定酶亚型大量表达,再经分离纯化,得到高纯度的单一 CYP450,可用于进行药物体外Ⅰ相代谢研究。CYP450 与 NADPH、分子氧及磷脂等共同组成混合功能氧化酶系统,在体外孵育液中加入反应系统中的各类物质,于 37 ℃ 环境下孵育一定时间,可模拟药物在体内的代谢环境。

丹参酮ⅡA磺酸钠(sodium tanshinone ⅡA sulfonate,STS)由丹参中二萜醌类成分丹参酮ⅡA磺化而得,是 CYP3A4 的底物,其代谢速率可反映 CYP3A4 酶的活性。设置不同浓度的 STS 与 CYP3A4 重组酶系统孵育一定时间,HPLC 测定STS 孵育后的剩余浓度,按下式计算反应速率:

$$V = \frac{\dfrac{C_0 - C_t}{t}}{C_P} \tag{10.1}$$

式中,V 为代谢速率;C_0 为 STS 初始浓度;C_t 为 STS 孵育后浓度;t 为孵育时间;C_P 为重组酶蛋白浓度。

在低浓度时,代谢速率随底物浓度增高而增大,在高浓度下出现代谢酶饱和现象,反应速率不再上升趋于恒定,呈现非线性动力学特征,采用 Michaelis-Menten 方程描述:

$$V = \frac{V_m \times C}{K_m + C} \tag{10.2}$$

式中,V 为计算出的代谢速率;V_m 为最大代谢速率;K_m 为米氏常数,为药物的最大代谢速率 V_m 一半时所对应的底物浓度。K_m 值越小,表明药物与代谢酶亲和力越强。本实验数据采用 Graphpad 软件的 Michaelis-Menten 方程拟合,求算 V_m 和 K_m,代谢清除率(intrinsic clearance rate,CL_{int})为 V_m/K_m。

【实验材料】

1. 仪器

高效液相色谱仪,恒温振荡水浴槽,电子天平,移液枪,离心机,涡旋仪,离心管等。

2. 试剂

STS,厄贝沙坦,重组 CYP3A4 酶,还原型烟酰胺腺嘌呤二核苷酸磷酸(NADPH),磷酸盐(PBS)缓冲液,色谱纯乙腈,色谱纯甲醇,甲酸铵,纯水等。

【实验内容】

一、STS 的含量测定

1. 色谱条件

固定相:C_{18} 反相色谱柱(150 mm×4.6 mm,5 μm),流动相:甲醇:pH 4.8 磷酸盐缓冲液(55:45),进样量:20 μL,流速:1.0 mL/min,检测波长:269 nm,柱温:37 ℃。

2. STS 及厄贝沙坦标准品溶液配制

精密称取 10 mg STS 标准品,用甲醇溶解定容于 100 mL 容量瓶中,得100 μg/mL 的 STS 标准品储备液。精密称取厄贝沙坦标准品 0.2 mg,用冰甲醇溶解定容至 100 mL,得到 2 μg/mL 的厄贝沙坦内标溶液。

3. 标准曲线的建立

取 STS 标准品储备液,配制成 1 μg/mL、2 μg/mL、4 μg/mL、8 μg/mL、32 μg/mL、64 μg/mL 和 80 μg/mL 的标准品溶液,取各浓度 STS 溶液 10 μL、CYP3A4 10 μL 和 180 μL 的 PBS,混匀,再加入 200 μL 含内标甲醇溶液,即得 STS 系列浓度的标准品溶液。进样测定,以峰面积比对浓度线性回归,拟合标准曲线。

4. 样品测定

将样品涡旋振荡 1 min,12000 r/min 离心 10 min,取上清液,进样测定,代入标准曲线,计算 STS 含量。

二、体外孵育反应

1. 孵育体系组成

反应体系包括不同浓度的 STS、重组 CYP3A4(终浓度 10 pmol)0.1 mol/L pH 7.4 的 PBS、NADPH(终浓度 1 mmol/L),总体积 0.2 mL。

2. 孵育时间考察

离心管中加入 10 μL 的 STS 和重组 CYP3A4,以及 170 μL 的 PBS,涡旋 10 s 混匀,放入 37 ℃ 恒温振荡水浴槽中,预孵育 5 min。预孵育结束后,加入 10 μL 的 NADPH 启动反应,记录启动时间。分别反应 10 min、20 min、30 min、50 min 后,加入含内标厄贝沙坦冰甲醇溶液 200 μL 终止反应。每个样品平行分为 3 份,同时设 10 μL PBS 代替 NADPH 的对照组。

3. 重组 CYP3A4 代谢 STS 体外孵育反应

配制浓度分别为 1 μmol/L、2 μmol/L、5 μmol/L、10 μmol/L、20 μmol/L、50 μmol/L 和 100 μmol/L 的 STS 溶液,按"孵育时间考察"中的步骤操作,将每个样品平行分为 3 份,同时设 10 μL PBS 代替 NADPH 的对照组。

【注意事项】

(1) 应该注意色谱柱的 pH 适用范围,避免注射强酸、强碱样品对仪器造成破坏。

(2) NADPH 生成系统需要临用现配,以免失去活性。

【实验结果】

1. STS 标准曲线的建立

将不同浓度的 STS 标准品溶液的峰面积比填入表 2.10.1。以 STS 标准品峰面积与内标峰面积的比值对浓度线性回归,拟合标准曲线。

表 2.10.1　不同浓度的 STS 标准品溶液的峰面积比

浓度（μg/mL）	峰面积比
1	
2	
4	
8	
32	
64	
80	
线性回归方程	
回归系数	
线性范围	

2. 最佳孵育时间选择

将孵育时间考察项目内样品 STS 峰面积和内标峰面积之比代入标准曲线，计算 STS 剩余浓度，按 $C_0 - C_t$ 计算已反应掉的 STS，结果填入表 2.10.2，并以时间为横坐标，STS 代谢量为纵坐标绘制 STS 代谢的时间依赖图，选取代谢量呈线性增加的时间点为最佳孵育时间。

表 2.10.2　不同时间 STS 的代谢量

时间（min）	剩余量 C_t（μmol/L）	代谢量 $C_0 - C_t$（μmol/L）
0		
10		
20		
30		
50		

3. STS 在重组 CYP3A4 酶中的代谢动力学参数计算

测定不同浓度孵育样品 STS 的剩余浓度，按式（10.1）计算每个底物浓度下的代谢速率，结果填入表 2.10.3，将数据输入 Graphpad 软件，选择 Michaelis-Menten 方程拟合，以代谢速率 V 对底物浓度线性回归，计算 V_m、K_m 和 CL_{int}。

表 2.10.3　　STS 在重组 CYP3A4 酶中代谢动力学参数

底物浓度 (μmol/L)	剩余量 C_t (μmol/L)	代谢量 $C_0 - C_t$ (μmol/L)	代谢速率 V (nmol/[min·nmol(蛋白质)])
1			
2			
5			
10			
20			
50			
100			

$V_m = $ _____ , $K_m = $ _____ , $CL_{int} = $ _____ 。

【思考题】

（1）NADPH 在实验中的作用是什么，使用时需要注意什么问题？

（2）除了孵育时间，还有哪些实验因素可以进一步考察？

实验十一　家兔肾清除率的测定

【实验目的】

（1）掌握测定盐酸环丙沙星在家兔体内肾清除率的方法。

（2）掌握肾清除率测定的原理及意义。

【实验原理】

肾脏是机体最重要的排泄器官，大多数药物以原型或代谢物的形式随尿液由肾脏排出体外。肾清除率（renal clearance，CL_r）是用来定量描述药物由肾脏的排泄效率，其含义是指肾脏在单位时间内能将多少体积血浆中所含的物质完全清除，即单位时间内由肾脏完全清除其中所含药物的血浆体积。CL_r反映了肾脏对药物的清除能力，药物的CL_r越大，表示有越多的药物被肾脏清除。

由定义看出，CL_r是单位时间内随尿液排出的药物量对血药浓度的比值，计算公式为

$$CL_r = \frac{UV}{C} \tag{11.1}$$

式中，CL_r为肾清除率，mL/min 或 L/h；U 为尿药浓度，mg/mL；V 为单位时间内的尿量，mL/min；C 为药物在血浆中的浓度，mg/mL；UV 就是单位时间药物的尿排量，μg/h，也就是药物的尿排速率。

由公式可知，只要测定一段时间内药物在尿液中的浓度以及此段时间内的排尿体积，再知道该时段的血药浓度，便可计算出CL_r。实际操作中，常在集尿时间段的中点时间取血测定血药浓度。计算公式为

$$CL_r = \frac{UV}{C_{中}} \tag{11.2}$$

还可以在药物静脉注射后，t_1 时间采静脉血，测定血浆浓度 C_1，t_2 时间测定血浆浓度 C_2，求出平均血浆浓度 $C_{t_1-t_2} = \dfrac{C_1 - C_2}{2.303 \lg \dfrac{C_1}{C_2}}$，再计算肾清除率 $CL_r = \dfrac{UV}{C_{t_1-t_2}}$。

CL_r是肾小球滤过、肾小管主动分泌和肾小管重吸收三个过程综合作用的结果，所以 CL_r 是评价肾功能正常与否的重要指标。测定 CL_r 有多方面作用。① CL_r可推测药物的肾排泄机制。如果某药物的排泄只有肾小球滤过，则其 CL_r等于肾小球滤过率（GFR）；如果药物经肾小球滤过后，肾小管主动分泌程度占优势，则其 CL_r将大于 GFR；若是肾小管重吸收程度占优势，则 CL_r将小于 GFR。

② CL_r 还可用于测定肾血流量。若某种物质随血液流经肾脏后,几乎从肾脏中全部清除,即肾静脉中浓度接近于零,此时该物质的单位时间尿排量就等于单位时间肾血流量与血药浓度的乘积,由此便可推算肾血流量。

【实验材料】

1. 仪器

紫外-可见分光光度计,红外线灯,离心机,离心管,注射器,烧杯,剪刀,镊子,塑料管,手术线,棉花等。

2. 试剂

盐酸环丙沙星(CIP),0.01 mol/L 氢氧化钠溶液,10%三氯醋酸溶液,生理盐水,1%肝素溶液,1%戊巴比妥钠溶液,纯水等。

3. 动物

新西兰白兔,体重(2.5±0.2) kg,雌雄不限,实验前禁食过夜,自由饮水。

【实验内容】

一、CIP 标准曲线建立

精密称取 CIP 标准品 10 mg,用 0.01 mol/L NaOH 溶液定容至 50 mL,先分别吸取 0.25 mL、0.3 mL、0.35 mL、0.4 mL、0.45 mL、0.5 mL 置于 5 mL 离心管中,加入 0.5 mL 空白尿液或空白血浆;再分别加入 1.625 mL、1.575 mL、1.525 mL、1.475 mL、1.425 mL、1.375 mL 0.01 mol/L NaOH 溶液和 10%三氯醋酸溶液 0.125 mL。涡旋混匀,8000 r/min 离心 12 min,取上清 1 mL 置于 10 mL 离心管中,加入 3 mL NaOH 溶液,混匀,于 335 nm 波长处测定吸光度,以吸光度对浓度进行线性回归,拟合标准曲线。

二、CIP 的肾清除率

1. 动物手术

新西兰白兔禁食 12 h 后,耳缘静脉注射 1%戊巴比妥钠溶液 3 mL/kg 进行麻醉,仰面固定,在耻骨联合上方处剪开腹腔,将膀胱慢慢移出体外,分离两侧输尿管,近膀胱端结扎,结扎上方剪一小口,向肾脏方向插入塑料管,结扎固定。用 Y 形管将两侧的插管连起。将膀胱送回腹腔,用 37 ℃生理盐水浸润过的纱布覆盖创口。在家兔颈部静脉处剪去被毛,用酒精棉球擦拭,将皮肤剪开一小口,暴露颈静脉,用注射器刺入颈静脉取血。给药前收集空白血液和空白尿液。CIP 生理盐水溶液以 2 mg/kg 剂量耳缘静脉注射给药,注射后 2.5 h 从颈静脉取血 2 mL,并收集 5 h 的尿液。

2. 样品测定

精密吸取 0.5 mL 尿液或血浆,置于 5 mL 离心管中,加入 0.01 mol/L NaOH 溶液 1.875 mL,10% 三氯醋酸溶液 0.125 mL,接下来按"CIP 标准曲线的建立"的步骤操作,于 335 nm 波长处测定吸光度。将吸光度代入标准曲线,计算 CIP 浓度。

【注意事项】

(1) 膀胱插管时结扎尿道,以免尿液从管外流出,插管口最好正对着输尿管在膀胱的入口处,但不要紧贴着膀胱壁而堵塞输尿管。

(2) 为了保证一定的尿量,可以考虑注射适量的氯化钠,促进排尿。

【实验结果】

1. CIP 标准曲线的建立

将不同浓度的 CIP 标准品溶液的吸光度填入表 2.11.1。以 CIP 标准品溶液的吸光度对浓度线性回归,拟合标准曲线。

表 2.11.1　不同浓度的 CIP 标准品溶液的吸光度

浓度（mg/mL）	吸光度
线性回归方程	
回归系数	
线性范围	

2. 肾清除率测定

将样品吸光度代入标准曲线计算血浆和尿液中 CIP 的浓度,测量收集尿液的体积,按式(11.2)计算肾清除率。将测定结果填入表 2.11.2。

表 2.11.2　家兔 CIP 肾清除率测定结果

$C_{中}$（mg/mL）	U（mg/mL）	V（mL/mim）	CL_r（mL/min）

【思考题】

（1）测定肾清除率的作用是什么？

（2）测定肾清除率应注意哪些地方？

实验十二　苦参碱的大鼠胆汁排泄测定

【实验目的】

(1) 掌握大鼠胆管插管和胆汁引流手术技术。

(2) 掌握胆汁生物样品的处理方法。

(3) 掌握 HPLC 测定胆汁中苦参碱的基本方法。

【实验原理】

药物的胆汁排泄是肾外排泄的最主要途径,对于极性太强不能在肠内重吸收的有机阴离子和阳离子,胆汁排泄是其重要的消除机制。研究显示胆汁排泄显著的药物有维生素 A、维生素 D、维生素 E、维生素 B_{12}、性激素和甲状腺素。高胆汁排泄药物的特点:能主动分泌,药物是极性物质,相对分子量小于 300。药物经吸收入血后,经肝门静脉进入肝,经过肝细胞的血管侧膜摄取进入肝细胞中,在肝细胞内经氧化、还原、水解和结合代谢等反应后其最终经肝细胞的胆管侧膜分泌进入胆汁,最后经胆汁排泄进入十二指肠,再排泄入肠道,一部分经回肠排出体外,一部分经胆汁的肝肠循环重吸收入血经肝脏,完成胆汁的肝肠循环。胆汁排泄的主动转运物质主要有:有机酸(氨基马尿酸、磺溴酞、丙磺舒、酚红、噻嗪)、有机碱(普鲁卡因胺、红霉素)、中性化合物(强心苷、甾体激素)、胆酸和胆汁酸盐、重金属(铅、镁、汞、铜、锌)。

苦参碱是中药豆科植物苦参、苦豆子、广豆根中提取分离得到的一种生物碱,属于四环喹诺里西啶类,具有抗肿瘤、抗心率失常、抗动脉粥样硬化、抗炎和免疫抑制等多种作用,有很广泛的应用前景。近年来苦参碱可增加小鼠脑中的抑制性递质 γ-氨基丁酸和甘氨酸而呈现镇静作用,也可明显抑制小鼠扭体痛反应,延长热刺激所致小鼠出现痛反应的潜伏期,从而起到镇痛作用。苦参碱具有促进大鼠胆汁分泌的作用,利胆作用最强,持续时间也最长。可以降低毛细血管通透性,抑制肉芽组织增生,其抗炎作用同氢化可的松相似且作用快而持久,临床上可用于治疗荨麻疹、湿疹、急性肾炎、鼻炎及皮炎。苦参碱主要经过肾排泄,但是大鼠口服苦参碱后,8 h 内尿、24 h 内粪及 12 h 内胆汁中的原形药物累积排泄量分别占给药量的 53.73%、0.36% 及 0.27%,粪便可见苦参碱,但含量低,可能存在肝肠循环,被重吸收入血。本实验通过静脉注射苦参碱,通过胆管插管和引流手术,测定胆汁中苦参碱的含量变化,探讨苦参碱的胆汁排泄。

【实验材料】

1. 仪器

高效液相色谱仪,恒温水浴锅,低温高速离心机,手术器械,注射器,电子天平,婴儿秤,胆管插管导管,大鼠固定板。

2. 试剂

苦参注射液(含苦参碱 3.5 mg /mL),苦参碱标准品,野百合碱标准品(内标物),色谱级甲醇和乙腈,色谱纯乙酸铵,超纯水,氯仿,乌拉坦,生理盐水等。

3. 动物

SD 大鼠,雄性,体重(220±20) g,实验前禁食过夜,自由饮水。

【实验内容】

一、胆汁中苦参碱的含量测定

1. 色谱条件

固定相:C_{18}反相色谱柱(4.6 mm×200 mm,5 μm),流动相:乙腈∶0.01 mol/ L 乙二胺水溶液(15∶85),检测波长:220 nm,流速:1.0 mL/min,进样量:20 μL。

2. 苦参碱和野百合碱标准品溶液配制

精密称取苦参碱标准品 10 mg,置于 10 mL 容量瓶中,用甲醇溶解并稀释至刻度,摇匀,得到 1 mg/mL 储备液体;精密称取野百合碱标准品 2.0 mg,置于 10 mL 容量瓶中,得到 200 μg/mL 的野百合碱内标溶液。

3. 标准曲线的建立

取空白大鼠胆汁 100 μL 置于 1.5 mL 离心管,加入适量的苦参碱标准品溶液,配制成 0.25 μg/mL、0.5 μg/mL、1 μg/mL、5 μg/mL、10 μg/mL、50 μg/mL、100 μg/mL 系列浓度的标准品溶液,加入 200 μg/mL 野百合碱内标液适量,使得终浓度为 20 μg/mL。加氯仿 0.5 mL,涡旋 3 min,3500 r/min 离心 10 min,取尽有机层置于新的 1.5 mL 离心管中,用氮吹仪吹干,加入流动相 200 μL 复溶,涡旋 2 min,溶解残渣。15000 r/min 离心 10 min,取 100 μL 上层清液,HPLC 进样测定。以苦参碱与野百合碱的峰面积比值对胆汁中苦参碱的浓度进行线性回归,拟合标准曲线。

4. 胆汁样品的测定

取胆汁样品 100 μL 置于 1.5 mL 离心管,精密加入内标溶液 10 μL,按"标准曲线的建立"的步骤操作,进样测定。将苦参碱与野百合碱的峰面积比代入标准曲线,计算样品浓度。

二、苦参碱在大鼠体内的胆汁排泄

1. 胆管插管手术

将 SD 大鼠分为空白对照组、苦参碱组。以 20% 乌拉坦腹腔注射麻醉 (0.07 mL/kg),将大鼠的四肢和头部仰卧固定于鼠板上,剪去腹部毛发,消毒皮肤,从剑突下约 1 cm 处切开,在膈肌下找到胃后再确认十二指肠,翻转十二指肠,在其降部肠系膜上找到白色有韧性的胆管,分离胆总管上的系膜,分离后在其下穿一根眼科手术细线,用 6 号注射针头朝头部方向刺破胆管,将进口的 10 号 PE 引流管从刺破处插入约 1 cm,用眼科手术线结扎固定 PE 引流管,见图 2.12.1。

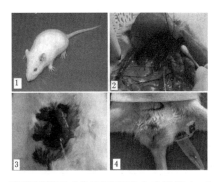

图 2.12.1 胆管插管手术和胆汁引流方法按照 1—2—3—4 顺序

2. 胆汁中苦参碱的样品测定及药动学参数测定

尾静脉注射苦参碱注射液 35 mg/kg,注射以 100 g 体重注射 1 mL。收集给药后 0~0.5 h,0.5~1 h,1~1.5 h,1.5~2 h,2~2.5 h,3~3.5 h,3.5~4 h 的胆汁。测定不同时间的胆汁样品浓度后,用药动学软件 DAS 进行处理,得出苦参碱在胆汁排泄中的药动学参数:峰浓度($C_{\max}$),达峰时间($T_{\max}$),曲线下面积(AUC),消除半衰期($t_{1/2}$),表观分布容积(V)等。

【注意事项】

(1) 手术开口的位置要注意不能剪破胸隔膜,防止动物气胸导致死亡。

(2) PE 导管,需要切一个 45° 左右的斜口,去掉尖头。

（3）在胆管上需要用手术线固定，胆管的插入深度不宜过深。

（4）注意麻醉动物随时会清醒，在适当时候需要补麻醉药，按原剂量的四分之一补麻醉药。

（5）手术开口处不能暴露在空气中，需要用生理盐水浸透的纱布覆盖保持湿度。

【实验结果】

1. 标准曲线的建立

将不同浓度的苦参碱标准品溶液的峰面积比填入表 2.12.1。以苦参碱与野百合碱的峰面积比值对苦参碱浓度进行线性回归，拟合标准曲线。

表 2.12.1　不同浓度的苦参碱标准品溶液的峰面积比

浓度（μg/mL）	峰面积比
0.25	
0.5	
1	
5	
10	
50	
100	
线性回归方程	
回归系数	
线性范围	

2. 胆汁中苦参碱的测定

测定不同时间段胆汁中苦参碱的峰面积比值，代入标准曲线，计算胆汁中的药物浓度，结果填入表 2.12.2。

表 2.12.2　胆汁中苦参碱的含量

时间段	0.5 h	1 h	1.5 h	2 h	2.5 h	3 h	3.5 h	4 h
峰面积比								
浓度（μg/ mL）								

3. 药动学参数

根据不同时间点的胆汁中苦参碱的浓度计算相关药动学参数,结果填入表2.12.3。

表 2.12.3　胆汁中苦参碱的含量

参数	单位	值
$C_{\max}$	μg/ mL	
$T_{\max}$	h	
AUC	μg · h /mL	
$t_{1/2}$	h	
V	mL	

【思考题】

(1) 苦参碱在体内的其他排泄途径有哪些?

(2) 胆汁样品的处理方式还有哪些,它们各有什么优势和缺点?

实验十三　　单室模型模拟实验

【实验目的】

(1) 掌握单室模型的含义。

(2) 掌握用血药浓度及尿药浓度计算药动学参数的方法。

(3) 熟悉单室模型模拟实验的方法。

【实验原理】

药物在体内的分布符合单室模型,是将整个机体作为一个隔室,药物进入血液循环后迅速均匀分布于全身各组织器官并达到分布平衡,之后药物在体内基本只存在消除过程。但此时并不意味着机体各处药物浓度完全相等,而是药物浓度的变化一致,如一定时间内血药浓度下降 10%,则肝、肾、脑脊液等其他组织脏器和体液中的药物浓度也下降 10%。

本实验中,采用烧瓶注入水模拟体循环,将酚红溶液加入烧瓶中,模拟静脉注射过程。整个过程将水按一定速率不断注入烧瓶,再由 T 型管的两侧管口不断流出,模拟肾排泄和非肾排泄过程。

单室模型中药物静脉注射后的消除过程符合一级动力学过程,即消除速率与该时刻体内的药物浓度成正比:

$$\frac{\mathrm{d}X}{\mathrm{d}t} = -kX \tag{13.1}$$

式中,$\frac{\mathrm{d}X}{\mathrm{d}t}$ 为药物消除速率,mg/h;k 为一级消除常数;X 为体内药量,μg;负号表示消除过程使体内药量减少。将上式进行拉式变换并整理,得体内药量-时间方程:

$$X = X_0\,\mathrm{e}^{-kt} \tag{13.2}$$

式中,X_0 为 $t=0$ 时的体内药量,μg。实际工作中,某时刻体内药量无法测定,只能检测血药浓度,将两端同时除以表观分布容积 V,得药物浓度-时间方程:

$$C = C_0\,\mathrm{e}^{-kt} \tag{13.3}$$

式中,C_0 为 $t=0$ 时的血药浓度,μg/mL。以 C_0 为起始点,血药浓度随着时间推移呈指数下降。两端取对数,得血药浓度对数-时间直线方程:

$$\ln C = \ln C_0 - kt \tag{13.4}$$

作 $\ln C$-t 直线,便可根据斜率和截距求出 k 和 C_0。

单室模型中药物静脉注射后经肾排泄的动力学过程表示为

$$\frac{\mathrm{d}X_{\mathrm{u}}}{\mathrm{d}t} = k_{\mathrm{e}}X \tag{13.5}$$

式中，$\dfrac{\mathrm{d}X_{\mathrm{u}}}{\mathrm{d}t}$ 为药物消除速率，mg/h；X_{u} 为 t 时间排泄于尿中的原形药物的累积量，mg；X 为 t 时间体内药量，mg；k_{e} 为一级肾排泄速率常数，h^{-1}。

将 $X = X_0 \mathrm{e}^{-kt}$ 代入上式，并两端取自然对数，得直线方程：

$$\ln \frac{\mathrm{d}X_{\mathrm{u}}}{\mathrm{d}t} = \ln (k_{\mathrm{e}}X_0) - kt \tag{13.6}$$

实际工作中，$\dfrac{\mathrm{d}X_{\mathrm{u}}}{\mathrm{d}t}$ 为 t 时刻瞬时尿排泄速率，无法测定，通常采用一个集尿间隔 Δt 内的平均尿药排泄速率 $\dfrac{\Delta X_{\mathrm{u}}}{\Delta t}$ 代替 $\dfrac{\mathrm{d}X_{\mathrm{u}}}{\mathrm{d}t}$，用集尿间隔内的中点时间 t_{c} 代替 t，故直线方程可改写为

$$\ln \frac{\Delta X_{\mathrm{u}}}{\Delta t} = \ln(k_{\mathrm{e}}X_0) - kt_{\mathrm{c}} \tag{13.7}$$

式中，ΔX_{u} 为集尿间隔内经肾排泄的原型药量，mg，Δt 为前后两次集尿的时间差，h。

【实验材料】

1. 仪器

三角烧瓶，T 型玻璃管，紫外-可见分光光度计，移液枪，磁力搅拌器，蠕动泵等。

2. 试剂

酚红，水，氢氧化钠。

【实验内容】

一、标准曲线测定

精密称取适量酚红标准品，加水溶解混匀，配制成 0.06 μg/mL、0.12 μg/mL、0.25 μg/mL、0.5 μg/mL、1 μg/mL、2 μg/mL 系列浓度的标准品溶液。分别加入 4 mL 0.2 mol/L 氢氧化钠溶液，混匀，于 555 nm 处测定吸光度。以吸光度对浓度线性回归，拟合标准曲线。

二、实验装置搭建

将盛有适量水的三角烧瓶置于磁力搅拌器上，蠕动泵的注水管插入烧瓶中间开口内，以流速 6～8 mL/min 将纯水注入三角烧瓶中。将 T 型管固定于烧瓶一侧

开口,调整烧瓶和 T 型管,使水从 T 型管两侧缓慢流出。调整 T 型管角度,保持水的流出量与注入量平衡。

三、单室模型模拟实验

用移液管吸取 1 μg/mL 的酚红溶液 10 mL 从另一侧开口加入烧瓶内部,瞬间搅匀,开始计时。分别于 5 min、10 min、20 min、30 min、40 min、50 min 和 60 min 从加样口吸取烧瓶内 1.5 mL 溶液作为血浆样品。同时在 T 型管一侧开口处收集 0~5 min、5~10 min、10~20 min、20~30 min、30~40 min、40~50 min 及 50~60 min 时间段滴出的溶液,作为尿液样品。

四、样品测定

取 1 mL 采集的样品,加入 4 mL 0.2 mol/L 氢氧化钠溶液,混匀,于 555 nm 处测定吸光度,代入标准曲线,求得样品中的酚红浓度。

【注意事项】

(1) 总流速在一定范围内可以通过蠕动泵来调节,使进液量和出液量相等,保持动态平衡。如果 T 型管的直径太细,达不到所要求的流速,可以换用较大直径的 T 型管。

(2) 由于水具有较大的表面张力,当 T 型管的管口较细时,往往不易顺利流出,影响实验结果的准确性。针对这种情况,可以在 T 型管中穿一根润湿的棉线绳,起到引流作用,使溶液能够平稳流出。

(3) 采用尿排泄数据求算药动学参数符合以下条件:大部分药物以原形从尿中排泄;药物经肾排泄过程符合一级速度过程,即尿中原形药物产生的速度与体内当时的药量成正比。

(4) 以尿药排泄速度作图时,常常不是采用相同的时间间隔收集尿样。已知收集尿样的时间间隔超过 1 倍半衰期将有 2% 误差,2 倍为 8%,3 倍为 19%。因此,只要采样时间间隔小于 2 倍半衰期,则产生的误差不大。

【实验结果】

1. 标准曲线测定

将不同浓度的酚红标准品溶液的吸光度填入表 2.13.1。以酚红标准品溶液的吸光度对浓度线性回归,拟合标准曲线。

表 2.13.1　不同浓度的酚红标准品溶液的吸光度

浓度（μg/mL）	A
0.06	
0.12	
0.25	
0.5	
1	
2	
线性回归方程	
回归系数	
线性范围	

2. 样品测定

记录每个时间点样品的吸光度,代入标准曲线计算酚红的血药浓度及尿药浓度,连同尿样采集的体积一起,结果填入表 2.13.2、表 2.13.3。

表 2.13.2　血液样品中的酚红浓度

时间（min）	5	10	20	30	40	50	60
吸光度							
C（μg/mL）							
$\ln C$							

表 2.13.3　尿液样品中的酚红浓度及尿液体积

时间（min）	0～5	5～10	10～20	20～30	30～40	40～50	50～60
吸光度							
C_u（μg/mL）							
V_u（mL）							

3. 血药动力学参数计算

以 $\ln C$ 对 t 进行线性回归,拟合药代动力学方程(13.4),根据方程的截距和斜率,求算消除速率常数 k 和初始血药浓度 C_0,再计算 $t_{1/2}$、V、AUC、CL 等药动学参数并填入表 2.13.4。

表 2.13.4　　酚红的血药动力学参数

k（h^{-1}）	C_0（$\mu\text{g/mL}$）	$t_{1/2}$（h）	V（mL）	AUC（$\mu\text{g·h/mL}$）	CL（mL/h）

4. 尿药动力学参数计算

尿液样品检测结果，采用速率法计算药代动力学参数，各项数据填入表 2.13.5。

表 2.13.5　　速率法计算酚红药代动力学参数

t（h）	ΔX_u（mg）	Δt（h）	t_c（h）	$\Delta X_u/\Delta t$（mg/h）	$\ln(\Delta X_u/\Delta t)$
0～5					
5～10					
10～20					
20～30					
30～40					
40～50					
50～60					

以 $\ln(\Delta X_u/\Delta t)$ 对 t_c 进行线性回归，求出方程（13.7），根据斜率和截距求算消除速率常数 k 和肾排泄速率常数 k_e。

$k = $ ＿＿＿＿＿＿＿ ，$k_e = $ ＿＿＿＿＿＿＿ 。

【思考题】

（1）什么是单室模型？

（2）各个药物动力学参数的含义是什么？

（3）除了速率法还能采用哪种方法进行尿药动力学计算？二者有何异同？

实验十四　血药法测定药动学参数

【实验目的】

（1）掌握血清中茶碱提取法及双波长紫外测定血清中茶碱浓度的方法。

（2）掌握二室模型药物静脉注射后的药动学处理原理及参数的计算方法。

【实验原理】

二室模型（two compartment model）将机体划分为两部分，反映药物在体内二个房室之间的转运速率以及出入机体的速率组合的规律性。二室模型将机体组织分为两种，一种是快分布组织，药物在其间分布瞬时取得平衡；一种是慢分布组织，药物从血流分布到这些组织中的过程慢，达到分布平衡状态需要一定的时间。假定把瞬时达到平衡的这一群组织归属于中央室，该房室往往是取样测定的房室，另一群组织则归属于组织室或外周室。

静脉注射二室模型药物后，血药浓度与时间的关系如下：

$$C = \frac{X_0(\alpha - k_{21})}{V_c(\alpha - \beta)} e^{-\alpha t} + \frac{X_0(k_{21} - \beta)}{V_c(\alpha - \beta)} e^{-\beta t} \tag{14.1}$$

式中，X_0 为给药剂量，mg，α 为快配置速率常数，β 为慢配置速率常数，k_{21} 为药物从周边室向中央室转运的一级速率常数。

双波长分光光度法的建立，在一定程度上克服了单波长法的局限性，扩展了分光光度法的应用范围，在选择性、灵敏度和测量精密度等方面都比单波长法有进一步的改善和提高。对于混浊试样或成分复杂、背景吸收较大的试样，采用经典的分光光度法难以找到合适的参比溶液来消除其干扰。若采用双波长分光光度法，将 λ_2 选择在被测组分的最大吸收波长处，λ_1 选择在基本无吸收的波长处，这样可以从分析波长的信号中减去参比波长的信号，消除了干扰，大大提高了方法的选择性和灵敏度。

双波长分光光度法测定氨茶碱含量的基本原理：氨茶碱由茶碱和乙二胺缩合而成，在体液中分离出茶碱，在酸性条件下，可用有机溶剂从血清中提取出茶碱，并同时沉淀血清蛋白；再用碱溶液把茶碱从有机溶剂中提出。其血药浓度测定方法采用紫外双波长法，即分别于 274 nm 和 298 nm 测定碱性吸收液的吸光度（A）。A_{274} 为茶碱和本底（包括代谢产物、溶剂、血清中有关成分）吸光度，A_{298} 为本底的吸光度，茶碱的吸光度 $\Delta A = A_{274} - A_{298}$，即可测定氨茶碱血药浓度。该法省去了以空白血清作对照品，尤其对于临床血药浓度监测不易采取患者的空白血样时，具有实用价值。

【实验材料】

1. 仪器

紫外-可见分光光度计,电子天平,离心机,恒温水浴锅,兔解剖台,婴儿秤,精密取样器,常用手术器械,医用纱布,医用脱脂棉,试管,吸管,一次性注射器等。

2. 试剂

氨茶碱标准品,氨茶碱注射液,0.1 mol/L 盐酸,0.1 mol/L 氢氧化钠溶液,医用酒精,5%异丙醇氯仿液,5%葡萄糖溶液,生理盐水等。

3. 动物

新西兰白兔,体重(2.5±0.2) kg,雌雄不限,实验前禁食过夜,自由饮水。

【实验内容】

1. 氨茶碱标准曲线的绘制

精密称取氨茶碱标准品,以 0.1 mol/L NaOH 溶液配成 500 mg/L 的标准储备液。另取 5 支试管,每管各加入 0.5 mL 空白血清,然后依次加入上述储备液 4 μg/mL、8 μg/mL、12 μg/mL、16 μg/mL、20 μg/mL,再各加入 0.1 mol/L NaOH 溶液至 4.0 mL,制备浓度为 0.5 μg/mL、1 μg/mL、1.5 μg/mL、2 μg/mL、2.5 μg/mL 的标准品溶液。以 0.1 mol/L NaOH 溶液作参比溶液,采用双波长紫外测定法,每管标准溶液分别在波长 274 nm 及波长 298 nm 处测定吸光度,计算出 ΔA(A_{274} - A_{298}),以吸光度差值 ΔA 对标准样品浓度进行线性回归,拟合标准曲线。

2. 样品测定

采集的血样于3000 r/min 离心 10 min,分离出血清,各管均取血清0.5 mL 于带盖试管中,依次加入 0.1 mol/L 盐酸 0.2 mL,5%异丙醇氯仿液 5 mL,摇匀,3000 r/min 离心 10 min。吸取下层氯仿液 4 mL 于另一带盖试管中,加入 0.1 mol/L NaOH溶液 4 mL,摇匀,3000 r/min 离心 10 min。吸取上述试管中上层碱液约 3 mL,以 0.1 mol/L NaOH 溶液作参比溶液,分别在波长 274 nm 及波长 298 nm 处测定吸光度,计算出 ΔA,将 ΔA 值代入标准曲线方程,计算血药浓度。

3. 药动学实验

抓取健康的新西兰白兔,置于婴儿秤上称重,固定于兔解剖台上。耳缘静脉注射氨茶碱注射液,剂量为 25 mg/kg,2 min 内注完。分别于给药后 0.15 h、0.5 h、

1 h、1.5 h、2 h、3 h、4 h、6 h 耳缘静脉采血约 2 mL,室温静置 60 min。按"样品测定"的步骤操作,处理血样,测定吸光度,计算血药浓度,拟合 ln C-t 方程,并利用 DAS 软件计算其他药动学参数。

【注意事项】

(1) 家兔清醒状态下多次耳缘采血比较困难,可考虑耳缘静脉注射 25% 乌拉坦将家兔麻醉,分离颈总动脉插管采血。

(2) 若实验时间受限,最后一次采血时间可缩短至给药后 4 h。

(3) 氨茶碱耳缘静注速度要缓慢而匀速,速度过快会加强茶碱对家兔心脏的兴奋作用;断断续续推药会影响血药浓度的波动,导致实验数据不规律,影响房室模型判断。

(4) 不要用取样器一次吸取血清 0.5 mL,容易带动离心管下面红细胞,建议用量程小的取样器分次吸取转移,然后再一次性吸取 0.5 mL 血清。

【实验结果】

1. 标准曲线建立

将不同浓度氨茶碱标准品溶液的吸光度填入表 2.14.1。以氨茶碱的吸光度差值 ΔA 对标准样品浓度进行线性回归,拟合标准曲线。

表 2.14.1　不同浓度氨茶碱标准品溶液的吸光度

序号	1	2	3	4	5
C (μg/mL)					
A_{274}					
A_{298}					
ΔA					
线性回归方程					
回归系数					
线性范围					

2. 血清样品中的茶碱浓度

分别在波长 274 nm 及波长 298 nm 处测定血样的吸光度,计算 ΔA,将 ΔA 值代入标准曲线,计算不同时间点的血药浓度,结果填入表 2.14.2。

表 2.14.2　血清样品中的茶碱浓度

序号	1	2	3	4	5	6	7	8
t（h）								
A_{274}								
A_{298}								
$\triangle A$								
C（μg/mL）								

3. 药动学数据的处理

以所有血样的对数浓度对采血时间线性回归，拟合 $\ln C\text{-}t$ 方程。再以最后 4 个血样的对数浓度对采血时间线性回归，拟合 $\ln C\text{-}t$ 方程。从相关系数上初步判断隔室模型类别，结果填入表 2.14.3。

表 2.14.3　$\ln C\text{-}t$ 方程的拟合

t(h)	C(μg/mL)	$\ln C$	$\ln C\text{-}t$ 方程（全部）	$\ln C\text{-}t$ 方程（末端）
0.15				
0.5				
1				
1.5				
2				
3				
4				
6				

$\ln C\text{-}t$ 方程（全部）：_____，相关系数：_____。
$\ln C\text{-}t$ 方程（末端）：_____，相关系数：_____。
隔室模型类别判断：_____。

4. 药动学参数的求算

利用 DAS 软件，对实验数据进行处理，计算其他药物动力学参数，结果填入表 2.14.4。

表 2.14.4　药动学参数的测定结果

参数	单位	值
$t_{1/2}(\alpha)$	min	
$t_{1/2}(\beta)$	min	
V_c	mL	
CL	mL/min	
AUC	$\mu g \cdot h/mL$	
k_{12}	min^{-1}	
k_{21}	min^{-1}	
k_{10}	min^{-1}	

【思考题】

（1）隔室模型判别的依据是什么？有哪些判别方法？

（2）本实验尚存在哪些问题，应该如何改进？

实验十五　尿药法测定药动学参数及生物利用度

【实验目的】

(1) 掌握尿药排泄数据法测定维生素 B_2 在人体内药动学参数及生物利用度的方法。

(2) 熟悉尿药排泄数据法的取样方法及注意事项。

【实验原理】

当血药浓度法无法进行时,如不能多次采血,血药浓度太低或有内源性物质干扰测定等,可以采用尿药排泄数据。前提是药物大部分以原形从尿中排出,且经肾排泄符合一级速率过程。尿药法可通过给药后收集各时间尿样,经测定后拟合出药物动力学曲线并估算生物利用度,此法取样方便,可免除受试者多次抽血的痛苦,测定方法较易建立,定量分析精密度好。

血管外给药后,若大部分药物从尿中以原形排出,且经肾排泄符合一级速率过程,则尿药排泄速度与当时的体内药量成正比,一般 k_a 远远大于 k,当 $t \to \infty$ 时,末端取对数后有

$$\ln \frac{\mathrm{d}X_u}{\mathrm{d}t} = \ln \left(\frac{k_e \, k_a F X_0}{k_a - k} \right) - kt \tag{15.1}$$

式中,$\dfrac{\mathrm{d}X_u}{\mathrm{d}t}$ 为尿药排泄速率,mg/h;X_u 为 t 时间排泄于尿中的原形药物的累积量,mg;k_a 为一级吸收速率常数,h^{-1};k_e 为一级肾排泄速率常数,h^{-1};F 是吸收率。

与静脉注射类似,实际工作中,通常采用一个集尿间隔 Δt 内的平均尿药排泄速率 $\dfrac{\Delta X_u}{\Delta t}$ 代替 $\dfrac{\mathrm{d}X_u}{\mathrm{d}t}$;用集尿间隔内的中点时间 t_c 代替 t。故直线方程改写为

$$\ln \frac{\Delta X_u}{\Delta t} = \ln \left(\frac{k_e \, k_a F X_0}{k_a - k} \right) - k \, t_c \tag{15.2}$$

式中,ΔX_u 为集尿间隔内经肾排泄的原型药物量,mg,Δt 为前后两次集尿的时间差,h。

速率法无需过长的采样期,可以通过下式计算最后一点后的剩余尿排泄量:

$$(X_u)_{t \to \infty} = \frac{(\mathrm{d}X_u / \mathrm{d}t)_t}{k} \tag{15.3}$$

生物利用度是指服药后药物吸收进入体循环的速度和程度,以静脉注射为参

考标准得到的是绝对生物利用度（F_{abs}），用其他同类制剂为参考标准得到的是相对生物利用度（F_{rel}）。

$$F_{abs} = \frac{AUC_t \times X_{iv}}{AUC_{iv} \times X_t} \tag{15.4}$$

$$F_{rel} = \frac{AUC_t \times X_r}{AUC_r \times X_t} \tag{15.5}$$

式中，AUC_t 为受试制剂的药时曲线面积；AUC_r 为参比制剂（非静脉注射）的药时曲线面积；AUC_{iv} 为静脉注射药物的药时曲线面积；X_t 为受试制剂的给药剂量；X_r 为参比制剂（非静脉注射）的给药剂量；X_{iv} 为静脉注射的给药剂量。

维生素 B_2 又称核黄素，微溶于水，在中性或酸性溶液中稳定，分子结构中含有异咯嗪环，其上具有活泼的双键，既可作氢供体，又可作氢受体，在保险粉（连二硫酸钠）的作用下，能接收氢原子还原为无色的双氢核黄素。它的吸收具有部位特殊性、可饱和性及受胃排空速率的影响三个特点。由于维生素 B_2 在 444 nm 波长处有吸收，故利用这一性质，可通过加入保险粉前后测得吸光度的差值来计算尿液中维生素 B_2 的含量。

本实验以静脉注射剂为参比制剂，采用尿药排泄数据法测定维生素 B_2 片剂在人体内的绝对生物利用度。

【实验材料】

1. 仪器

紫外-可见分光光度计，男式接尿器，量筒，具塞刻度试管，移液管，容量瓶等。

2. 试剂

维生素 B_2 标准品，维生素 B_2 片，保险粉（连二亚硫酸钠），冰醋酸等。

【实验内容】

一、维生素 B_2 标准曲线的建立

精密称取维生素 B_2 标准品 10 mg 于 100 mL 容量瓶中，加 0.02 mol/L 醋酸溶液稀释，置水浴加热溶解后，放冷至室温，用 0.02 mol/L 醋酸溶液稀释至刻度，摇匀，制得维生素 B_2 标准品储备液。精密吸取维生素 B_2 标准品储备液 0.1 mL、0.3 mL、0.5 mL、1.0 mL、2.0 mL、3.0 mL，分别置于 10 mL 的容量瓶中，用酸化蒸馏水（1 mL 冰醋酸加入 100 mL 蒸馏水）稀释至刻度，摇匀，分别制得 1 μg/mL、3 μg/mL、5 μg/mL、10 μg/mL、20 μg/mL、30 μg/mL 的维生素 B_2 标准溶液。以酸化蒸馏水作为空白，于 444 nm 处测定吸光度（A_1）。然后在每个样品池中加保险粉约 3 mg，摇匀，1 min 内再次测定吸光度（A_2），两次吸光度差值（$\Delta A = A_1 - A_2$），

即为维生素 B_2 的吸光度,以吸光度差值 ΔA 对标准样品浓度 C 进行线性回归,拟合标准曲线。

二、给药与尿样的收集

1. 收集空白尿液

受试者服药前一天收集 24 h 尿液,留取 20 mL 尿液倒入盛有 0.2 mL 冰醋酸的刻度试管内,摇匀,于阴凉避光处保存,供测定空白尿液中维生素 B_2 含量用。

2. 给药

当天服药前排空小便,早餐后立即口服维生素 B_2 片剂 3 片(5 mg/片),记录服药时间。

3. 收集尿样

服药后,分别于 2 h、4 h、6 h、8 h、10 h、12 h、14 h、16 h 收集尿液,用量筒量取各时间段尿液体积并记录,留取 20 mL 尿液倒入盛有 0.2 mL 冰醋酸的刻度试管内,摇匀,于阴凉避光处保存。

三、尿液中维生素 B_2 浓度的测定

取酸化空白尿液和各时间段尿液 20 mL,按"维生素 B_2 标准曲线的建立"的步骤操作,以酸化蒸馏水作空白对照,测定加保险粉前后的吸光度,计算两次测定吸光度差值(ΔA),代入标准曲线,求出空白尿液和各时间段尿液中的维生素 B_2 浓度。

【注意事项】

(1) 受试者服药前一天以及在整个实验过程中应控制食谱,不得吃富含维生素 B_2 的食物,如蛋类、牛奶、奶糖等,并不得服用含 B 族维生素的药品。

(2) 为维持一定尿量,受试者每次收集尿液后饮用 200 mL 左右的温开水。

(3) 游离型的维生素 B_2 对光敏感,特别是紫外线。在标准曲线的制备及尿药浓度测定过程中均应注意避光。

(4) 实验中测完 A_1,加入保险粉后,维生素 B_2 被还原成双氢核黄素,此时 A_2 测定应在 1 min 内进行,以防空气中的氧将双氢核黄素氧化而影响测定结果。

【实验结果】

1. 标准曲线的测定

将不同浓度维生素 B_2 的吸光度填入表 2.15.1。以维生素 B_2 的吸光度差值 ΔA 对标准品浓度进行线性回归，拟合标准曲线。

表 2.15.1　不同浓度维生素 B_2 的吸光度

标准品溶液浓度（μg/mL）	1	3	5	10	20	30
A_1						
A_2						
ΔA						
线性回归方程						
回归系数						
线性范围						

2. 空白尿液中维生素 B_2 浓度的测定

空白尿液酸化后，将吸光度之差代入标准曲线，计算维生素 B_2 浓度及总尿药量，结果填入表 2.15.2。

表 2.15.2　空白尿液中维生素 B_2 浓度

24 h 空白尿量（mL）	A_1	A_2	ΔA	尿药浓度（μg/mL）	24 h 总尿药量（mg）

3. 尿液样品中维生素 B_2 浓度的测定及数据处理

给药后收集的尿液酸化后，将吸光度之差代入标准曲线，计算药物浓度及排泄量，结果填入表 2.15.3 和表 2.15.4。

表 2.15.3　各时间段尿液中维生素 B_2 浓度及排泄量

集尿时间（h）	尿量（mL）	A_1	A_2	ΔA	尿药浓度（μg/mL）	排泄量（mg）
0~2						
2~4						
4~6						
6~8						
8~10						

续表

集尿时间（h）	尿量（mL）	A_1	A_2	ΔA	尿药浓度（μg/mL）	排泄量（mg）
10～12						
12～14						
14～16						

表 2.15.4　平均尿药排泄速度数据

集尿时间（h）	t_c(h)	Δt (h)	ΔX_u(mg)	$\dfrac{\Delta X_u}{\Delta t}$ (mg/h)	$\ln \dfrac{\Delta X_u}{\Delta t}$
0～2					
2～4					
4～6					
6～8					
8～10					
10～12					
12～14					
14～16					

ΔX_u = 维生素 B_2排泄量-相同时间间隔内空白尿中维生素 B_2排泄量

4. 药动学参数与绝对生物利用度的求算

（1）尿药速度方程的拟合。

以末端 4 个点平均尿药速度的对数值 $\ln \dfrac{\Delta X_u}{\Delta t}$ 对集尿期时间中点 t_c 线性回归，拟合尿药速度方程。

$\ln \dfrac{\Delta X_u}{\Delta t} - t_c$ 方程：＿＿＿＿＿＿。

（2）消除速度常数（k）及生物半衰期（$t_{1/2}$）的计算。

利用上述回归直线方程的斜率计算出药动学参数 k 及 $t_{1/2}$。

$k =$ ＿＿＿＿＿＿，$t_{1/2} =$ ＿＿＿＿＿＿。

（3）X_u^∞ 的计算。

由表 2.15.3 数据计算口服给药 16 h 内尿液中维生素 B_2 的排泄量 $X_{u(0\sim16)}$，16 h 后的排泄量 $X_{u(16\sim\infty)}$ 以公式(15.3)进行计算，由 $X_{u(0\sim16)}$ 和 $X_{u(16\sim\infty)}$ 计算出总排泄量 X_u^∞。

$X_{u(0\sim16)} =$ ＿＿＿＿＿＿，$X_{u(16\sim\infty)} =$ ＿＿＿＿＿＿，$X_u^\infty =$ ＿＿＿＿＿＿。

（4）估算生物利用度。

根据文献资料，人体静注维生素 B_2 后尿中总排泄量约为给药剂量的 97%，由公式(15.4)估算口服维生素 B_2 片剂的绝对生物利用度 F_{abs}。

F_{abs} = _____ 。

（5）实验结果记录。

计算维生素 B_2 的药动学参数及绝对生物利用度，结果填入表 2.15.5。

表 2.15.5　维生素 B_2 的药动学参数与绝对生物利用度

k （h^{-1}）	$t_{1/2}$(h)	X_u^∞(mg)	F_{abs}(%)

【思考题】

（1）与血药浓度法相比，尿药排泄数据法计算药动学参数及生物利用度，有何优缺点？

（2）尿药排泄数据法计算生物利用度的主要误差来源有哪些？

实验十六　　药物动力学的数据处理

【实验目的】

（1）能够利用计算机进行药动学的数据处理，掌握药动学参数的计算方法。

（2）掌握药物动力学参数的意义。

【实验原理】

本实验通过 MS Excel 软件进行药物动力学数据处理。

1. 绘制图表

启动 MS Excel 软件，输入表中时间 t、血药浓度 C 等数据，建立工作表。利用 Excel 软件的相关函数和计算功能进行有关数据处理。如用自然对数函数 LN（）或常用对数函数 LG（）计算血药浓度的对数，本实验中取血药浓度的自然对数。

通过"图表向导"工具或"插入"功能菜单中的"图表"命令，分别绘制"C-t"曲线图和"ln C-t"曲线的"X-Y"散点图，根据"ln C-t 曲线图"判断模型的大致类型。

也可以编辑"C-t"曲线图的坐标轴，实现对数曲线、半对数曲线的转换，观察曲线的形态变化。

2. 药动学参数计算

一室模型静脉注射给药，"ln C-t 曲线图"为直线。用回归函数如斜率函数 SLOPE(known_y's, known_x's)（回归函数的参数以下相同）、截距函数 INTERCEPT（）、相关系数函数 CORREL（）、回归标准差函数 STEYX（）或回归参数函数 LINEST（）等进行计算，求得直线方程，并通过直线的斜率和截距计算有关药动学参数。

二室模型静脉注射给药，则"ln C-t 曲线图"的尾端为直线，即"尾段直线"，同样用回归函数求出尾段直线方程，用尾段直线方程计算外推浓度。公式为"= EXP(TREND(known_y's, known_x's))"，其中"EXP（）"为指数函数、"TREND（）"为线性趋势函数，残数浓度 $C_{残}$ = 实测浓度 − 外推浓度。作"ln $C_{残}$-t 曲线图"，并对 ln $C_{残}$ 与 t 进行回归，得残数线直线方程，分别从外推线和残数线直线方程的斜率、截距和药物动力学相关公式求出有关参数，得到药物动力学方程。

根据求出的动力学方程，编制成 Excel 计算公式。如：一室模型静注的血药浓度计算公式为

$$C = (X_0 / X_d) \mathrm{EXP}(-kt)$$

计算血药浓度的理论值 $C_{理}$，将其复制到 $C\text{-}t$ 曲线中，即可对 $C\text{-}t$ 曲线进行拟合，观察拟合效果。同理，可以处理一室模型血管外给药的数据。

多室模型则需对残数曲线进一步分解，将药时曲线分解为各自的指数成分，根据分解的各线性的回归精度或计算残差平方和、拟合度、AIC 值等，判断分解的准确性及模型的类型。

Excel 软件绘制的血药浓度经时曲线图具有自动更新功能，当血药浓度、参数或计量等改变时，曲线图亦随之变化。可用"窗体"工具设计参数、计量、给药间隔时间等的微调项功能进行调节，观察药时曲线的动态变化，直观形象的理解药动学参数、剂量等对血药浓度的影响。

用"单变量求解""模拟运算表""方案管理器""规划求解"等分析工具，可以对给药方案进行设计，供同学们进一步深入探讨时参考。

【实验材料】

计算机，MS Excel 软件，计算器，坐标纸等。

【实验内容】

根据下列数据，绘制"药-时曲线"和"药-时半对数曲线"图，进行有关计算，记录相关的计算结果。

计算练习：

(1) 某患者单次静脉注射某单室模型药物 2 g，测得不同时间的血药浓度数据如表 2.16.1 所示。

表 2.16.1　不同时间的血液浓度数据

t (h)	1.0	2.0	3.0	4.0	5.0	6.0	8.0	10.0
C (mg/mL)	0.28	0.24	0.21	0.18	0.16	0.14	0.1	0.08

求 k，CL，$t_{1/2}$，C_0，V，AUC，写出动力学方程。

计算过程示例如表 2.16.2 所示。

表 2.16.2　计算过程

t (h)	1.0	2.0	3.0	4.0	5.0	6.0	8.0	10.0
C (mg/mL)	0.28	0.24	0.21	0.18	0.16	0.14	0.1	0.08
$\ln C$								
$\ln C\text{-}t$ 回归			斜率		截距		r	
动力学参数	k		$t_{1/2}$		V		CL	
动力学方程								

（2）某患者单次静脉注射某药 1000 mg，定期测得尿药量如表 2.16.3 所示。

表 2.16.3　不同时间的尿药量数据

t (h)	1	2	3	6	12	24	36	48	60	72
X_u(mg)	4.02	3.75	3.49	9.15	13.47	14.75	6.42	2.79	1.22	0.52

设此药属于一室模型，表观分布容积 30 L，试分别用速度法和亏量法求 k，$t_{1/2}$，k_e，写出动力学方程。

（3）某单室模型药物口服 $X_0 = 1000$ mg（$V = 30$ L）后，测得血药浓度数据如表 2.16.4 所示。

表 2.16.4　不同时间的血药浓度数据

t(h)	0.25	0.5	1.0	2.0	3.0	5.0	8.0	12.0
C(μg/mL)	12.5	23.8	37.8	50.0	61.0	50.0	37.8	26.0

求该药的 k，k_a，$t_{1/2}$ 及 F 值，写出动力学方程。

（4）患者口服 100 mg 某单室模型药物（$F = 1$），测得该药的血药浓度数据如表 2.16.5 所示。

表 2.16.5　不同时间的血药浓度数据

t (h)	1	2	3	5	8	10	20
C (μg/mL)	9.5	23	20.3	12.5	5	2.55	0.08

求该药的 k，k_a，t_{max}，C_{max}，V，AUC 值，写出动力学方程，计算给药 10 h 后的血药浓度。

（5）一种新的氨基糖甙类抗生素水剂肌内注射 100 mg 后，测得数据如表 2.16.6 所示。

表 2.16.6　不同时间的血药浓度数据

t (h)	0.2	0.4	0.6	0.8	1.0	1.5	2.5	4.0	5.0
C (μg/mL)	1.65	2.33	2.55	2.51	2.40	2.00	1.27	0.66	0.39

求该药的 α、β、A、B、k_{10}、k_{12}、k_{21}、V_c、$t_{1/2\beta}$ 值，写出动力学方程。

（6）某药静脉注射、口服溶液剂、口服片剂的血药浓度的数据如表 2.16.7 所示。

表 2.16.7 某药静脉注射、口服溶液剂、口服片剂的血药浓度的数据

t (h)/C (μg/mL)	静脉注射 (2 mg/kg)	口服溶液剂 (10 mg/kg)	口服片剂 (10 mg/kg)
0.5	5.94	23.4	13.2
1.0	5.30	26.6	18.0
1.5	4.72	25.2	19.0
2.0	4.21	22.8	18.3
3.0	3.34	18.2	15.4
4.0	2.66	14.5	12.5
6.0	1.69	9.14	7.92
8.0	1.06	5.77	5.00
10.0	0.67	3.64	3.16
12.0	0.42	2.30	1.99

试计算:口服溶液剂的绝对生物利用度、片剂与口服溶液剂相比较的相对生物利用度。

【注意事项】

药物动力学的数据处理、图表绘制可手工处理,也可以采用药动学专用软件,本实验介绍通过 MS Excel 软件进行药物动力学数据处理的方法。

【实验结果】

(1) $k =$ _____,$CL =$ _____,$t_{1/2} =$ _____,$C_0 =$ _____,$V =$ _____,$AUC =$ _____,动力学方程:_____。

(2) 速度法。

$k =$ _____,$t_{1/2} =$ _____,$k_e =$ _____,动力学方程:_____。

亏量法。

$k =$ _____,$t_{1/2} =$ _____,$k_e =$ _____,动力学方程:_____。

(3) $k =$ _____,$k_a =$ _____,$t_{1/2} =$ _____,$F =$ _____,动力学方程:_____。

(4) $k =$ _____,$k_a =$ _____,$t_{max} =$ _____,$C_{max} =$ _____,$V =$ _____,$AUC =$ _____,动力学方程:_____,给药 10 h 后的血药浓度 = _____。

(5) $\alpha =$ _____,$\beta =$ _____,$A =$ _____,$B =$ _____,$k_{10} =$ _____,$k_{12} =$ _____,$k_{21} =$ _____,$V_c =$ _____,$t_{1/2\beta} =$ _____,动力学方程:_____。

(6) 口服溶液剂的绝对生物利用度 F_{abs} = ＿＿＿＿＿＿＿ ,片剂与口服溶液剂比较的相对生物利用度 F_{rel} = ＿＿＿＿＿＿＿ 。

【思考题】

(1) 如何根据血药浓度半对数曲线图判断隔室模型的大致类型?

(2) 如何根据实测的血药浓度以及求出的药动学参数来判断,药物符合几室模型?

(3) 还有哪些软件能计算药动学参数?

实验十七　丹皮酚制剂的生物利用度测定

【实验目的】

(1) 掌握紫外分光光度法测定丹皮酚血药浓度的方法。

(2) 掌握家兔采血技术和血浆样品处理方法。

(3) 熟悉药物生物利用度的评价方法与指标。

【实验原理】

丹皮酚,又名牡丹酚,是从毛茛科芍药属植物芍药、牡丹的根皮以及萝藦科植物徐长卿的干燥根或全草中提取出的活性成分。其化学名称为 2-羟基-4-甲氧基苯乙酮,分子式为 $C_9H_{10}O_3$,其相对分子质量为 166.18,属于小分子苯酚类物质,为白色或微黄色有光泽的针状结晶,结构简单,熔点为 49~51 ℃,气味特殊,味微辣,易挥发,易溶于乙醇和甲醇,在热水中溶解,不溶于冷水。现代研究发现,丹皮酚具有多种药理作用,如解热、镇痛、抗炎、抗菌、抗过敏、增强免疫力、镇静催眠等,可保护心血管系统,诱导肿瘤细胞凋亡,治疗肝硬化与肝损伤等。新近研究证实丹皮酚还可诱导癌细胞凋亡,具有中枢神经系统以及心血管系统保护作用。

生物利用度是指药物吸收进入血液循环的速度和程度,即吸收速度和吸收程度,是评价药物的药效强度和持续时间的重要指标。如实验十五所述,以静脉注射为参考标准得到的是绝对生物利用度(F_{abs}),用其他同类制剂为参考标准得到的是相对生物利用度(F_{rel})。

【实验材料】

1. 仪器

紫外-可见分光光度计,涡旋混合器,离心机,超声清洗机,电子天平,移液枪,注射器,家兔固定盒,灌胃器,红外灯,10 mL 离心管等。

2. 试剂

丹皮酚注射液(市售),丹皮酚片剂(市售),丹皮酚胶囊(市售),蒸馏水,75%乙醇,生理盐水,1%肝素钠溶液,0.67 mol/L 盐酸,0.34 mol/L 钨酸钠,0.1 mg/mL 丹皮酚无水乙醇溶液,0.2 mol/L 碳酸氢钠,0.03 mol/L 三氯化铁,无水乙醇。

3. 动物

新西兰白兔,雄性,体重(2.5±0.2) kg,实验前禁食过夜,自由饮水。

【实验内容】

一、血浆样品定量方法和标准曲线的建立

1. 丹皮酚血浆样品的测定

取含丹皮酚的家兔新鲜血浆 1.0 mL,置于离心管中。分别加入 0.67 mol/L 盐酸和 0.34 mol/L 钨酸钠各 1.0 mL,边加边搅动。静置 1 min,离心分离 10 min。取上清液 2.0 mL 于另一试管,分别加入 0.2 mol/L 碳酸氢钠 1.0 mL,0.03 mol/L 三氯化铁 1.0 mL,加无水乙醇至 5.0 mL,摇匀。于波长 530 nm 处测吸光度。

2. 血浆样品的标准曲线建立

取 10 mL 离心管 10 支,各加入兔新鲜血浆 1.0 mL,分别加入丹皮酚标准品溶液(0.1 mg/mL 无水乙醇溶液)0.1 mL、0.2 mL、0.3 mL、0.4 mL、0.5 mL、0.6 mL、0.7 mL、0.8 mL、0.9 mL、1.0 mL,再加无水乙醇至 2.0 mL 定容。按"丹皮酚血浆样品的测定"的步骤操作,于 530 nm 处测定吸光度。以吸光度对丹皮酚浓度进行线性回归,拟合标准曲线。

二、丹皮酚制剂的生物利用度实验

取新西兰白兔 2 只,心脏取血 15～20 mL,离心得空白血浆,备用。

取新西兰白兔 6 只,为静脉注射组,称重。将耳缘静脉处兔毛拔净,涂擦酒精,红外灯烤 2 min。注射用水稀释的丹皮酚注射液,以 10 mg/kg 剂量耳缘静脉给药(2 min 内全部注入)。分别于给药后 0.25 h、0.5 h、1 h、2 h、4 h、8 h、12 h 取血 2 mL,置于离心管中。离心血样 10 min(3000 r/min),取上层血浆备用。按"丹皮酚血浆样品的测定"的步骤操作。将测得的吸光度代入标准曲线,计算不同时间的血药浓度。

另取新西兰白兔 6 只,为片剂组,称重。取丹皮酚片 1 片灌胃,分别在给药后 0.25 h、0.5 h、1 h、2 h、4 h、8 h、12 h 取血 2 mL,置于离心管中,按"丹皮酚血浆样品的测定"的步骤操作。将测得的吸光度代入标准曲线,计算不同时间的血药浓度。

再取新西兰白兔 6 只,为胶囊组,称重。取丹皮酚胶囊 1 粒灌胃,分别在给药

后 0.25 h、0.5 h、1 h、2 h、4 h、8 h、12 h 取血 2 mL,置于离心管中,按"丹皮酚血浆样品的测定"的步骤操作。将测得的吸光度代入标准曲线,计算不同时间的血药浓度。

【注意事项】

(1) 口服给药实验时,应将家兔固定于固定器中,再将开口器固定于上下门牙之间,用弯钳将药片送入咽喉部,再用适量水将药片冲下。

(2) 为避免血样凝血,须预先使用肝素钠溶液润洗收集血样的离心管。

(3) 家兔耳缘静脉注射时,应先从耳尖端开始注射,刺入血管后应用左手拇指、中指、食指捏住针头和兔耳接头处固定,以防针头脱出血管。取血时应避免挤压取血处,防止溶血。

【实验结果】

1. 丹皮酚血浆样品的标准曲线建立

将丹皮酚血浆标准品溶液的吸光度填入表 2.17.1。以丹皮酚血浆标准品溶液的吸光度对浓度进行线性回归,拟合标准曲线。

表 2.17.1　丹皮酚血浆标准品溶液的吸光度

溶液编号	1	2	3	4	5	6	7	8	9	10
C(μg/mL)										
A										
线性回归方程										
回归系数										
线性范围										

2. 药动学参数测定

测定各时间点血样的吸光度,代入标准曲线,计算相应的血药浓度,结果填入表 2.17.2~表 2.17.4。将血药浓度和时间数据输入 DAS 软件计算药动学参数,结果填入表 2.17.5。

表 2.17.2　丹皮酚注射后的血药浓度

时间 (h)	0.25	0.5	1	2	4	8	12
A							
C（μg/mL）							

表 2.17.3　丹皮酚片剂灌胃后的血药浓度

时间(h)	0.25	0.5	1	2	4	8	12
A							
C（μg/mL）							

表 2.17.4　丹皮酚胶囊灌胃后的血药浓度

时间 (h)	0.25	0.5	1	2	4	8	12
A							
C（μg/mL）							

表 2.17.5　丹皮酚制剂在家兔体内的药动学参数

药动学参数	C_0/C_{max}	T_{max}	AUC
注射液			
片			
胶囊			

3. 生物利用度计算

按公式(15.4)计算绝对生物利用度 F_{abs} = _____。

按公式(15.5)计算相对生物利用度 F_{rel} = _____。

【思考题】

(1) 实验中,哪些因素会干扰血浆样品的测定?

(2) 除了制剂本身的差异,还有哪些因素会影响药物在体内的生物利用度?

实验十八　氨茶碱缓释片体内外相关性实验

【实验目的】

（1）掌握药物的体外释放与体内吸收的研究方法及其差异。

（2）熟悉研究体内外相关性的方法。

【实验原理】

茶碱类药物在治疗支气管哮喘上疗效确切，但由于治疗指数过于狭窄，极易出现不良反应，因而可以适当采用缓释制剂来有效降低体内的峰浓度。此外，在口服茶碱类药物的时候，影响吸收的因素很多，加之病患的个体差异较大，缓释制剂的应用就颇具意义。

缓控释制剂的体内外相关性实验是用于反映制剂的体外释药与体内吸收之间的关系。若实验结果能证实该制剂的体外释放与体内吸收过程具有相关性，即可通过体外释放曲线预测制剂的体内吸收过程。

体内外相关性大致可分为 3 种：① 药物的体外释放曲线与体内吸收曲线上对应的各个时间点均分别相关，称为点对点相关；② 应用统计矩方法求得的药物体外释放平均时间与体内平均滞留时间相关；③ 某一释放时间点（如 $t_{50\%}$、$t_{100\%}$）与某一药动学参数（如 AUC、C_{max} 或 t_{max}）之间单点相关。由于后两者均不能代表完整的体内过程，所以只是部分相关。《中华人民共和国药典》规定：缓释、控释制剂体内外相关性，是指体内吸收相的吸收曲线与体外释放曲线之间对应的各个时间点回归，所得回归直线的相关系数符合要求，即可认为具有相关性。

【实验材料】

1. 仪器

药物溶出测定仪，紫外-可见分光光度计，涡旋混合器，离心机，超声清洗机，电子天平，移液枪，兔固定盒，灌胃器，红外灯，离心管等。

2. 试剂

氨茶碱标准品，两种市售氨茶碱缓释片（甲片及乙片），蒸馏水，75%乙醇，5%葡萄糖溶液，1%肝素钠溶液，0.1 mol/L 盐酸，5%异丙醇三氯甲烷液，0.1 mol/L 氢氧化钠溶液。

3. 动物

新西兰白兔,雄性,体重(2.5±0.2) kg,实验前禁食过夜,自由饮水。

【实验内容】

一、血浆样品定量方法及标准曲线建立

1. 血浆样品定量方法

取血浆样品 0.5 mL 置于试管中,加入 0.1 mol/L 盐酸 0.2 mL,5%异丙醇三氯甲烷液 5 mL,振摇混合,离心(2500 r/min)10 min。吸取三氯甲烷液 4.0 mL 置于另一试管中,加入 0.1 mol/L 氢氧化钠溶液 4.0 mL 摇匀,离心 10 min,吸取碱液 3~3.5 mL,用紫外分光光度法,于波长 274 nm 和 298 nm 处测定吸光度。

2. 标准曲线的建立

溶出度标准曲线:精密称取氨茶碱标准品 10 mg,以 0.1 mol/L 氢氧化钠溶液制成 50 μg/mL 储备液。另取试管 5 支,加入 1 mL 人工肠液,再分别加入适量的储备液,以 0.1 mol/L NaOH 溶液定容至 5 mL,得浓度分别为 0.5 μg/mL、1 μg/mL、2 μg/mL、4 μg/mL、8 μg/mL 的标准液。

血浆样品标准曲线:精密称取氨茶碱标准品 10 mg,以 0.1 mol/L 氢氧化钠溶液制成 50 μg/mL 储备液。另取试管 5 支,加入 1 mL 空白家兔血浆,再分别加入适量的储备液,以 0.1 mol/L 氢氧化钠溶液定容至 5 mL,得浓度分别为 0.5 μg/mL、1 μg/mL、2 μg/mL、4 μg/mL、8 μg/mL 的标准液。

以上标准样品均按照"血浆样品定量方法"的步骤操作,并测定含量。

二、溶出度测定

按《中华人民共和国药典》附录转篮法测定溶出度。取氨茶碱缓释片,放入转篮中,置于 1000 mL 37 ℃人工肠液中,转速 100 r/min,于药物接触肠液时开始计时,在 0.25 h、0.5 h、1 h、1.5 h、2 h、4 h、8 h、12 h 精密吸取 5 mL 人工肠液,并立即补充 5 mL 等温空白人工肠液。取出的肠液过滤,取续滤液 1 mL,按"溶出度标准曲线"的步骤操作并检测。

三、药动学参数测定

取新西兰白兔 12 只,称重,随机分为 A、B 两组。两组动物分别口服 1 片氨茶碱缓释片甲片或乙片,于给药后 0.25 h、0.5 h、1 h、1.5 h、2 h、4 h、8 h、12 h 心脏取血 2 mL,置于含肝素的离心管中。3000 r/min 离心血样 10 min。取上层血浆备用。按"血浆样品定量方法"的步骤操作,测定吸光度。取家兔 2 只,心脏取血 15~20 mL,离心得空白血浆,备用。

四、体内外相关性实验

氨茶碱体内吸收过程符合单室模型,故可将生物利用度实验所得的血药浓度-时间数据,看成吸收率-时间的体内吸收曲线,即体内任一时间药物的吸收率 $F_a(\%)$ 可由 Wagner-Nelson 方程求算:

$$F_a = \frac{C_t + kAUC_{0-t}}{kAUC_{0-\infty}} \times 100\% \qquad (18.1)$$

式中,C_t 为 t 时间的血药浓度,μg/mL;k 为消除速度常数。

根据试样体外释放曲线和体内吸收曲线上对应的各个时间点的释放率和吸收率进行线性回归,拟合回归方程。

【注意事项】

(1) 口服给药实验时,应将家兔固定于固定器中,再将开口器固定于上下门牙之间,用弯钳将药片送入咽喉部,再用适量水将药片冲下。

(2) 实验期间严禁家兔食用类似物。

(3) 家兔多次心脏采血若不能顺利进行,可换用其他采血方法。

【实验结果】

1. 氨茶碱标准曲线

将氨茶碱溶出度标准溶液的吸光度填入表 2.18.1,氨茶碱血浆样品标准溶液的吸光度填入表 2.18.2。以氨茶碱标准品溶液的吸光度差值对浓度进行线性回归,拟合标准曲线。

表 2.18.1　氨茶碱溶出度标准溶液的吸光度

溶液编号	1	2	3	4	5
C（μg/mL）	0.5	1	2	4	8
ΔA					
线性回归方程					
相关系数					
线性范围					

表 2.18.2　氨茶碱血浆样品标准溶液的吸光度

溶液编号	1	2	3	4	5
C（μg/mL）	0.5	1	2	4	8
ΔA					
线性回归方程					
相关系数					
线性范围					

2. 溶出度测定

将溶出度测定结果填入表 2.18.3,计算累积释药分数。

表 2.18.3　氨茶碱缓释片溶出度测定结果

t（h）	甲片			乙片		
	ΔA	C	累积释药分数	ΔA	C	累积释药分数
0.25						
0.5						
1						
1.5						
2						
4						
8						
12						

3. 药动学参数测定

将给药后所测得的吸光度及血药浓度值填入表 2.18.4，药动学参数填入表 2.18.5。

表 2.18.4　氨茶碱缓释片口服给药的血药浓度

t (h)	甲片		乙片	
	ΔA	C	ΔA	C
0				
0.25				
0.5				
1				
1.5				
2				
4				
8				
12				

表 2.18.5　口服氨茶碱缓释片的药动学参数

参数	甲片	乙片
k (h^{-1})		
$t_{1/2}$ (h)		
k_a (h^{-1})		
V (mL)		
CL (mL/h)		
AUC (μg · h/mL)		
F_{rel}		

4. 体内外相关性评价

采用 Wagner-Nelson 方程计算氨茶碱缓释片体内吸收分数 F_a，将累积释放分数和吸收分数填入表 2.18.6。

表 2.18.6　氨茶碱缓释片的累积释放分数和吸收分数

t（h）	甲片		乙片	
	累积释放分数	吸收分数	累积释放分数	吸收分数
0.25				
0.5				
1				
1.5				
2				
4				
8				
12				

将试样每个时间点上累积释放分数和对应的体内吸收分数线性回归,得直线方程,并计算方程的相关系数。

甲片:回归方程为_____;回归系数 $r =$ _____。

乙片:回归方程为_____;回归系数 $r =$ _____。

【思考题】

（1）三种体内外相关性评价方法各有何特点?

（2）对于二房室模型药物或非线性过程的药物应如何进行体内外相关性评价?

第三篇　综合性实验

实验十九　微透析法测定药动学参数

【实验目的】

(1) 掌握微透析的基本原理及植入探针的基本技术。

(2) 熟悉 LC-MS/MS 测定透析液中盐酸青藤碱的基本方法。

(3) 了解原位凝胶的制备及特点。

【实验原理】

微透析法是针对活体细胞组织外液取样而设计的取样技术,其以透析原理作为基础,通过对插入生物体内中的微透析探头在非平衡条件下进行灌流,物质沿浓度梯度逆向扩散,使被分析的物质穿过膜扩散进入透析管内,并被透析管内连续流动的灌流液不断带出,从而达到活体组织取样的目的(图 3.19.1)。

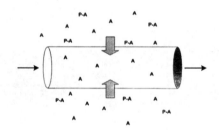

图 3.19.1　微透析的原理图

透析膜只允许小分子通过,而亲脂性化合物容易黏在探针膜表面及其连接管路上,微透析法取样很难用于亲脂性药物的取样,所以微透析技术主要用于采集含有亲水性的小分子物质(如药物、氨基酸、葡萄糖和神经介质)的生物样品。蛋白质或类似的大分子化合物包括蛋白结合的药物因无法透过微透析膜,故微透析取样所得到的样品就比较干净,不需要进行繁复的沉淀蛋白质等生物样品的前处理。

近年来,微透析技术发展速度极快,已在药代动力学研究、药物体内分布、代谢产物研究、蛋白结合率等领域中有广泛应用。利用微透析法可实现在活体动物身上进行实时、动态采样,所采集的样品不需前处理即可直接进样分析,进行完整的药物体内过程研究。相较于传统的血药浓度法,微透析法操作过程简单,取样过程不减少血容量,实验过程对动物本身的生理状态影响不大,测定结果更接近于真实情况。

微透析系统主要由四大部分组成,分别为推注泵、探针、接样器和附属配件(图

3.19.2)。其中,探针是微透析技术的核心,选择合适的探针是微透析实验的关键。探针的选择由植入的区域、透析物质和回收率等因素决定。根据实验部位以及目标分子的理化性质选择合适的探针实现活体取样。探针有多种类型,包括同心圆探针、线性探针和 U 型探针等。其中,同心圆探针和线性探针为常用探针类型。同心圆探针是一种采用同心圆结构制作的探针,根据探针用途可分为脑部探针和血液探针。线性探针是线性管路的结构,管路中间为透析膜,一般用于外周组织,如皮肤、肌肉、心脏、肝脏、眼睛和胰腺等位置,也可以用于肿瘤的植入。

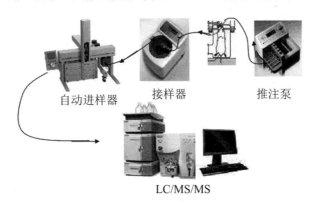

自动进样器　　　接样器　　　推注泵

LC/MS/MS

图 3.19.2　微透析系统

盐酸青藤碱具有抗炎、免疫抑制、镇痛、降压等作用,临床用于治疗风湿、类风湿关节炎等,疗效确切。临床使用的制剂多为片剂、胶囊剂等,但其口服生物利用度低、生物半衰期短、体内代谢快,需要长期、反复给药,且口服给药有严重的胃肠道副作用,而采用关节腔注射给药可将药物直接递送到关节炎症部位,提高病灶区的药物浓度。

原位凝胶是指以溶液状态给药后,能在用药部位立即发生相转变,形成非化学交联的半固体凝胶的一类制剂。根据相转变机制的不同,原位凝胶可分为温敏型、pH 敏感型、溶剂敏感型、离子敏感型等。将盐酸青藤碱制成温敏型原位凝胶,关节腔注射后,可迅速形成半固体凝胶,延长滞留时间,有利于维持局部药物浓度,降低全身毒副作用。

本实验采用冷溶法制备盐酸青藤碱原位凝胶,建立大鼠颈静脉与关节腔的双位点微透析取样方法,监测大鼠血液、关节腔中的药物浓度变化,探究原位凝胶在关节腔注射递药后的体内药动学特征。

【实验材料】

1. 仪器

血液微透析探针,关节微透析探针,微透析系统(包括推进泵、灌注器、支架、流速控制器、收集器),液质联用仪,恒温磁力搅拌器,旋涡混合器,剪刀,镊子,止血钳等。

2. 试剂

林格氏液,咖啡因,乌拉坦,盐酸青藤碱,波洛沙姆 407(P407),波洛沙姆 188 (P188),透明质酸,灭菌注射用水等。

3. 动物

SD 大鼠,雌雄各半,体重(220±20) g,实验前禁食过夜,自由饮水。

【实验内容】

一、盐酸青藤碱 LC-MS/MS 分析方法的建立

1. 色谱与质谱条件选择

本实验采用灵敏度高、选择性好、精密度好的 LC-MS/MS 联用法对盐酸青藤碱样品进行检测分析。

色谱条件。固定相:UPLC 色谱柱;流动相:0.4%甲酸∶乙腈,梯度洗脱,0～1 min 时,为 90∶10;1～2 min 时,为 70∶30;2～2.01 min 时,为 60∶40;2.01～5 min 时,为 90∶10;流速:0.2 mL/min;进样体积:10 μL;柱温:40 ℃。

质谱条件。雾化气:氮气;电离极性:正离子模式;电离模式:电喷雾离子化(ESI);检测方式:多反应监测;蒸发温度:500 ℃;离子源温度:150 ℃;毛细管电压:3 kv;脱溶剂气体流速:800 L/Hr;锥孔气体流速:50 L/Hr;去簇电压(DP):100 V;入口电压(EP):10 V;出口电压(CXP):12 V;碰撞能量(CE):30 V;盐酸青藤碱:m/z(330/239);咖啡因:m/z(194.7/137.3)。

2. 溶液的配制

(1) 盐酸青藤碱标准品溶液的配制。

精密称取 SH 标准品 1.0 mg,置于 10 mL 容量瓶中,用空白林格氏液溶解稀释定容至 10 mL,得浓度为 100 μg/mL 的标准品储备液,摇匀并超声分散 10 min,然后经 0.22 μm 微孔滤膜过滤,备用。

(2) 咖啡因内标溶液的配制。

精密称取咖啡因标准品 1000 mg,置于 100 mL 量瓶中,用空白林格氏液定容至刻度,摇匀,得浓度为 100 μg/mL 的咖啡因溶液,精密移取 50 μL 内标储备液至 100 mL 容量瓶中,即得 50 ng/mL 的咖啡因溶液作为内标溶液,然后经 0.22 μm 微孔滤膜过滤备用。

3. 标准曲线的建立

精密吸取盐酸青藤碱标准品储备液,配制成 1 ng/mL、5 ng/mL、10 ng/mL、50 ng/mL、100 ng/mL、200 ng/mL、500 ng/mL、1000 ng/mL 不同浓度的标准品溶液,摇匀,再分别吸取 900 μL 标准品溶液至 1.5 mL 的 EP 管中,各加入 100 μL 咖啡因内标溶液混合均匀,经 0.22 μm 微孔滤膜过滤后,取续滤液进样测定,以盐酸青藤碱与咖啡因的峰面积比对浓度进行线性回归,拟合标准曲线。

4. 样品测定

经过微透析探针收集的样品没有高分子物质,不需要任何预处理,只需精密量取 0.45 μL 微透析样品,再加入 5 μL 的咖啡因内标,将其涡旋混匀后,即可直接进样检测,结果代入标准曲线,计算药物含量。

二、原位凝胶的制备及评价

1. 原位凝胶的制备

精密称取 2 g 的 P407、1 g 的 P188 和 5 mg 的透明质酸于烧杯中,加入适量注射用水后,于 4 ℃环境下溶胀 24 h。精密称取 40 mg 盐酸青藤碱,用适量注射用水溶解后,搅拌中加入溶胀好的凝胶溶液中,混匀后用注射用水定容至 10 mL,0.22 μm 微孔滤膜过滤,冰箱中冷藏备用。

2. 原位凝胶的评价

观察原位凝胶的外观,是否澄清透明,有无沉淀。

采用搅拌子法测定胶凝温度。将制备的原位凝胶和搅拌子置于烧杯中,再将温度计插入凝胶溶液中。烧杯放入可控温的磁力搅拌器中,缓慢升温,升温速率为 0.5 ℃/min,转速设置为 30 r/min,观察样品的凝胶状况,直至搅拌子完全停止转动,记录搅拌子停止转动的温度即为胶凝温度。

可注射性是用来评价制剂能否通过一定规格的针头用于注射给药的重要指标。用针头规格为 25 G 的 1.0 mL 注射器抽取药液,并推注,分为可注射和不可注射。

三、探针体外回收率的测定

体内微透析实验是通过反透析法测定药物经过透析膜时的流失量来间接计算探针的回收率,在研究之前需要评估反透析法测得的结果与真实回收率的一致性。

本实验对增量法(反映真实回收率)和减量法(反映反透析法测得的回收率)测得的回收率进行比较,以考察反透析法作为探针回收率的测定方法是否合理。

1. 流速、浓度对血液微透析探针体外回收率的影响

将血液微透析探针完全浸于含有 500 ng/mL 盐酸青藤碱浓度的林格氏液中,利用空白的林格氏液在不同流速(0.5 μL/min、1 μL/min、2 μL/min、3 μL/min)下灌注探针,另一组将探针分别浸入到含有 3 种不同浓度盐酸青藤碱的林格氏溶液中,其浓度依次为 5 ng/mL、50 ng/mL 和 500 ng/mL,用不含药的林格氏溶液以 1 μL/min 的流速灌注探针。平衡 1 h 后收集微透析液样品(每次采样时间 1 h),进样测定微透析液中的药物含量。通过增量法计算药物的回收率:$R = \dfrac{C_{测}}{C_{外}}$,$C_{测}$ 是收集的透析液浓度,$C_{外}$ 是探针透析膜外的浓度。对于反透析法测回收率,将探针没入不含药的介质中,用含有药的林格氏液代替灌注液。通过减量法计算回收率:$R = \dfrac{C_{进} - C_{测}}{C_{进}}$,$C_{测}$ 为收集的透析液浓度,$C_{进}$ 为灌流的初始浓度。

2. 流速、浓度对关节腔微透析探针体外回收率的影响

根据"流速、浓度对血液微透析探针体外回收率的影响"的步骤操作,将血液微透析探针替换成关节腔微透析探针,测定流速、浓度对关节腔微透析探针体外回收率的影响。

四、探针体内回收率的测定

1. 微透析探针的植入手术

血液微透析探针的植入:腹腔注射 20%乌拉坦(6 mL/kg)使大鼠深度麻醉,背位固定于大鼠固定板上。用脱毛刀小心去毛后,在颈部正中偏右侧位置剪开一个小口,将大鼠的颈静脉分离出来,用手术线结扎远心端;用被肝素钠泡过的棉球轻轻擦拭颈静脉,防止实验过程中发生凝血,用镊子小心剥离颈静脉附近的筋膜、脂肪等,然后用眼科手术剪在颈静脉上剪一 V 形小口,用自制的塑料引导管轻轻插入小口,小心地将探针插入引导管,朝右心室方向植入,慢慢抽出引导管,用手术线将探针固定于周围组织,缝合皮肤。在整个操作过程中,使用空白灌流液以 1 μL/min 的流速灌注探针,使透析膜保持润湿状态。

关节微透析探针植入:腹腔注射 20%乌拉坦(6 mL/kg)使大鼠深度麻醉,将大鼠四肢和头部固定,仰卧于操作台。在仔细剪去大鼠下肢弯曲关节附近的毛发后,用手触摸发现胫骨结节凹陷,用肝素钠溶液浸泡的注射器针头从一侧刺穿,将关节探针小心地插入注射器针头,引导其植入大鼠关节腔凹陷处,然后取出浸泡过的注

射器针头。在整个操作过程中,使用空白灌注液以 1 μL/min 的流速灌注探针,使透析膜保持湿润状态。

2. 流速、浓度对微透析探针体内回收率的影响

探针植入完成后,用 500 ng/mL 的盐酸青藤碱溶液在不同流速(0.5 μL/min、1 μL/min、2 μL/min、3 μL/min)下灌注探针。另一组,利用 5 ng/mL、50 ng/mL 和 500 ng/mL 3 种不同浓度的药液以 1 μL/min 的流速灌注探针。在每一种流速下平衡 1 h 后收集 3 次透析液样品(每次采样时间 1 h),进样测定透析液中药物含量。通过减量法计算盐酸青藤碱的体内回收率:$R_{体内} = \dfrac{C_{进} - C_{测}}{C_{进}}$。

五、给药与采样

按照"微透析探针的植入手术"的步骤操作,将探针植入大鼠体内,灌流液平衡 1 h 后,于右侧关节腔内注射给药,给药剂量为 500 mg/kg。给药完成后,开始收集大鼠血液及关节腔微透析样品,每隔 1 h 收集一次,持续收集 12 h。将收集的样品置于 −20 ℃ 条件下冻存,备用。

六、数据处理分析

按标准曲线计算出样品中的盐酸青藤碱的浓度 $C_{样}$,再根据计算公式:$C_{体内} = \dfrac{C_{样}}{R}$ 求出大鼠体内即时浓度 $C_{体内}$,最后以浓度 $C_{体内}$ 对时间(t)进行半对数线性回归,拟合药时方程,采用 DAS 药动学软件对数据进行处理和分析。

【注意事项】

(1) 因测定相对损失率所灌流的盐酸青藤碱会扩散到探针膜外进入血液里,如果在测定结束就立即给药,则会产生叠加,需要在其代谢至一定程度后再给药。

(2) 探针使用前需用超纯水灌流约 10 h,灌流速度为 3 μL/min,后用林格氏液进行灌流平衡 60 min,流速为 1 μL/min。

(3) 实验结束后,用肝素钠溶液浸润探针植入点,小心取出探针,将探针放入肝素钠溶液中浸泡 1 h,取出探针,用滤纸小心去除探针表面黏附的组织物,最后将探针盖上探针保护套,密封保存。

【实验结果】

1. 标准曲线的建立

将盐酸青藤碱标准品溶液的峰面积比填入表 3.19.1。以盐酸青藤碱与咖啡

因的峰面积比对浓度进行线性回归,拟合标准曲线。

表 3.19.1　盐酸青藤碱标准品溶液的峰面积比

浓度（ng/mL）	峰面积比
1	
5	
10	
50	
100	
200	
500	
线性回归方程	
回归系数	
线性范围	

2. 原位凝胶的评价

外观：_____。
胶凝温度：_____。
可注射性：_____。

3. 探针体外回收率的测定

将探针体外回收率的测定结果填入表 3.19.2～表 3.19.5。

表 3.19.2　两种方法测定流速对血液探针回收率的影响

流速（μL/min）	0.5	1	2	3
增量法 R（%）				
减量法 R（%）				

表 3.19.3　两种方法测定浓度对血液探针回收率的影响

流速（μL/min）	5	50	500
增量法 R（%）			
减量法 R（%）			

表 3.19.4　两种方法测定流速对关节探针回收率的影响

流速（μL/min）	0.5	1	2	3
增量法 R（%）				
减量法 R（%）				

表 3.19.5　两种方法测定浓度对关节探针回收率的影响

流速（μL/min）	5	50	500
增量法 R（%）			
减量法 R（%）			

结果如下：

流速对血液探针回收率的影响：_____。

浓度对血液探针回收率的影响：_____。

流速对关节探针回收率的影响：_____。

浓度对关节探针回收率的影响：_____。

比较增量法与减量法,考察反透析法作为盐酸青藤碱探针回收率的测定方法是否合理：_____。

最终在实验研究中选择_____μL/min 的流速；_____ng/mL 的浓度。

4. 探针体内回收率的测定

将探针体内回收率的测定结果填入表 3.19.6 和表 3.19.7。

表 3.19.6　流速对探针体内回收率的影响

探针植入部位	流速（μL/min）			
	0.5	1	2	3
颈部血管				
关节腔				

表 3.19.7　浓度对探针体内回收率的影响

探针植入部位	浓度（ng/mL）		
	5	50	500
颈部血管			
关节腔			

结果如下：

流速对探针体内回收率的影响：_____。

浓度对探针体内回收率的影响:_____。

5. 药动学参数

将测得的 12 h 的透析液浓度 $C_{体内}$ 对时间(t)作半对数线性回归,拟合药时方程,并将数据输入 DAS 药动学软件处理分析,获得其他药动学参数,记录于表 3.19.8 和表 3.19.9。

$\ln C\text{-}t$ 方程:_____。

表 3.19.8　大鼠血液的药动学参数($n = 6, \bar{x} \pm s$)

药动学参数	单位	值
$C_{\max}$	ng/mL	
$t_{1/2}$	h	
$t_{\max}$	h	
$AUC_{t-\infty}$	ng·h/mL	
$MRT_{t-\infty}$	h	

表 3.19.9　大鼠关节腔的药动学参数($n = 6, \bar{x} \pm s$)

药动学参数	单位	值
$C_{\max}$	ng/mL	
$t_{1/2}$	h	
$t_{\max}$	h	
$AUC_{t-\infty}$	ng·h/mL	
$MRT_{t-\infty}$	h	

【思考题】

(1)影响微透析回收率的因素有哪些? 如何提高回收率?

(2)与传统的药动学分析方法相比,微透析法有哪些优点?

实验二十　滴眼液的制备及角膜渗透研究

【实验目的】

(1) 掌握眼组织的解剖以及离体角膜的制备。

(2) 掌握房水生物样品的处理方法。

(3) 熟悉 HPLC 测定房水中硝酸毛果芸香碱的基本方法。

【实验原理】

由于眼独特的生理结构,眼部的药物递送一直面临着巨大的挑战和机遇。角膜吸收的药物大多只能发挥局部治疗作用,而结膜吸收的药物可以发挥全身治疗作用。眼部的局部递药包括两类,一种是治疗眼前段疾病,如结膜炎、青光眼和干眼病等;另一种是治疗眼后段疾病,如视网膜病变、糖尿病性黄斑水肿等。前者多采用滴眼液、凝胶等,后者多采用眼周注射、玻璃体注射等。

硝酸毛果芸香碱是一种具有直接作用的胆碱能毒蕈碱激动剂,临床常用于治疗开角型青光眼、慢性和急性闭角型青光眼。硝酸毛果芸香碱临床最常用的剂型是药物溶液(滴眼液),同时这也是最常用的眼用药物递送方式。本实验首先制备硝酸毛果芸香碱滴眼液,然后通过滴眼给药,检测药物在房水中的量时变化,探索硝酸毛果芸香碱在眼内的局部药动学。

【实验材料】

1. 仪器

高效液相色谱仪,恒温水浴锅,低温高速离心机,改良 Franz 扩散池,恒温磁力搅拌器,数显恒温水浴锅,透皮扩散仪,手术器械,注射器,婴儿秤,电子天平。

2. 试剂

硝酸毛果芸香碱,硝酸毛果芸香碱标准品,L-型谷胱甘肽,碳酸氢钠,氯化钾,色谱级甲醇和乙腈,超纯水,乌拉坦,生理盐水等。

3. 动物

新西兰白兔,雄性,体重(2.5±0.2) kg,实验前禁食过夜,自由饮水。

【实验内容】

一、硝酸毛果芸香碱的含量测定方法及标准曲线建立

1. 色谱条件

色谱柱：C_{18}反相色谱柱（250 mm×4.60 mm，5 μm）；流动相：乙腈：水（10：90），水相中含 0.05% 磷酸，用氢氧化钠调节 pH 3～4；检测波长：214 nm；流速：1.0 mL/min；柱温：30 ℃；进样量：20 μL。

2. 标准品溶液的配制

精密称取硝酸毛果芸香碱标准品 2.50 mg，置于 25 mL 的容量瓶中，加入乙腈超声溶解并定容，即得浓度为 100 μg/mL 的硝酸毛果芸香碱标准品储备液。

3. 供试品溶液的配制

离体角膜渗透实验：取 Franz 扩散池的接收液，过 0.45 μm 滤膜，即得。

房水药动学实验：将房水样品与 300 μL HPLC 流动相混合，涡旋振荡 1 min 以去除蛋白质，然后 4000 r/min 离心 10 min，取上清液，即得。

4. 标准曲线的建立

取标准品储备液，加乙腈稀释成浓度为 0.5 μg/mL、1.0 μg/mL、5.0 μg/mL、10.0 μg/mL、25.0 μg/mL、50.0 μg/mL、100.0 μg/mL 的标准品溶液，过 0.45 μm 滤膜进样测定，以峰面积对浓度进行线性回归，拟合标准曲线。

二、硝酸毛果芸香碱滴眼液的制备

称取处方量硝酸毛果芸香碱、磷酸二氢钠一水合物及氯化钠，加总量 90% 的蒸馏水溶解，另加入处方量的苯扎氯铵，搅拌溶解，用 1.0 mol/L 的氢氧化钠溶液调节溶液 pH 至 6.8 左右，加蒸馏水至处方量，搅拌均匀，0.22 μm 滤膜滤过，分装，遮光，密闭保存，制备得到规格为 1.5%（w：v）的 10 mL 的硝酸毛果芸香碱滴眼液。

三、家兔离体角膜渗透实验

1. 接收介质的配制

谷胱甘肽-碳酸氢钠林格(GBR)溶液：离体角膜渗透实验以 GBR 溶液为扩散介质，从而模拟房水的生理环境。GBR 溶液主要分为两部分：溶液①：称取 12.400 g NaCl，0.716 g KCl，0.206 g $NaH_2PO_4 \cdot H_2O$ 和 4.908 g $NaHCO_3$ 溶于 1000 mL 的超纯水中；溶液②：称取 0.230 g $CaCl \cdot 2H_2O$，0.318 g $MgCl_2 \cdot 5H_2O$，1.800 g 葡萄糖和 0.184 g 氧化型谷胱甘肽溶于 1000 mL 的超纯水中。将配制的溶液放在冰箱中保存。使用前将溶液①和②等量混合，即得。

2. 离体角膜的制备

通过耳缘静脉注射空气处死家兔，从双侧眼角处破开眼眶，突出眼球，剪断动眼肌及视神经丛，摘除眼球，置于 37 ℃ 的 GBR 溶液中。清除巩膜表面的动眼肌及睑结膜等附属组织，由视神经丛向前剖开眼球，至距角膜边缘 2 mm 的巩膜处做横切，分离角膜。除去晶状体、玻璃体等眼球后部组织，用眼科镊子轻轻剥离虹膜睫状体，得到带有 2 mm 巩膜环的角膜，用 GBR 溶液淋洗 3 次备用。

3. 离体角膜透过性实验

将处理好的角膜固定在供给池和接收池之间，其角膜的上皮细胞侧面向供给池。将硝酸毛果芸香碱滴眼液(100 μL)滴入供给池。然后将接收池引入预先调节至(37±0.5) ℃ 的 GBR 溶液至满，整个实验过程中使用 100 r/min 磁力搅拌。实验开始后分别在 30 min、60 min、90 min、150 min、210 min、270 min、330 min、390 min 和 450 min 进行取样(0.5 mL)，并用相同体积的新鲜介质补充。样品按"供试品溶液的配制"的步骤操作，进样测定。分别计算各样品的累积透过量 Q_n(μg/cm^2)、渗透速率 J、表观渗透系数 P_{app}。

4. 数据处理

单位面积累积透过量 Q_n 的计算公式如下：

$$Q_n = \frac{C_n V_0 + V \sum_{i=1}^{n-1} C_i}{S} \tag{20.1}$$

式中，C_n 为第 n 个取样点接收液的药物浓度，μg/mL；C_i 为 i 时间点前一点的药物测定浓度，μg/mL；V_0 为接收池中介质的体积，mL；V 为取样体积，mL；S 为角膜有效表面积，cm^2。

表观渗透系数 P_{app} 的计算公式如下：

$$P_{app} = \frac{J}{C_0} \tag{20.2}$$

式中，$J[\mu g/(cm^2 \cdot s)]$ 为接收池中药物含量 Q_n 与时间 $t(h)$ 作图线性部分的斜率，C_0 代表供给池中的初始药物浓度。

四、房水药动学实验

1. 实验步骤

抓取健康的新西兰白化病兔，将 100 μL 滴眼液分别用于兔眼的下结膜囊（左眼）中，然后将眼睑轻轻闭合 10 s，使药物与角膜之间充分接触。在给药 10 min、20 min、30 min、45 min、1 h、2 h、4 h、6 h 后，使用 1 mL 注射器从眼睛中收集 100 μL 房水样品。将房水样品按"供试品溶液的配制"的步骤操作，进样测定，记录峰面积。

2. 数据处理

根据实验所得的数据绘制硝酸毛果芸香碱的房水浓度（C）对时间（t）的药时曲线图。用 DAS 药代动力学软件，以非房室模型统计矩法对所测得的各组硝酸毛果芸香碱房水浓度数据进行拟合，得到硝酸毛果芸香碱局部吸收的房水药动学参数。

【注意事项】

（1）GBR 溶液配制好后一定要立即储存在冰箱，且在使用前再将两溶液混合，防止被污染。

（2）摘取家兔眼球时，防止剪断眼底血管，污染眼组织。

（3）取角膜的手术过程应极其小心，避免损伤角膜，且一定要即取即用，在角膜取出后 20 min 内进行渗透实验，最大限度地保留角膜的组织活性。

【实验结果】

1. 标准曲线的建立

将硝酸毛果芸香碱标准品溶液的峰面积填入表 3.20.1。以硝酸毛果芸香碱标准品溶液的峰面积对浓度进行线性回归，拟合标准曲线。

表 3.20.1　硝酸毛果芸香碱标准品溶液的峰面积

浓度（μg/mL）	峰面积
0.5	
1.0	
5.0	
10.0	
25.0	
50.0	
100.0	
线性回归方程	
回归系数	
线性范围	

2. 离体角膜渗透实验

将不同时间段 GBR 中硝酸毛果芸香碱的峰面积，代入标准曲线，计算样品浓度，按照式(20.1)计算累积渗透量，结果填入表 3.20.2。利用末端不同时间的药物累积渗透量 Q_n 对 t 线性回归，通过回归的直线斜率得出渗透速率 J，由式(20.2)计算表观渗透系数 P_{app}。

表 3.20.2　不同时间 GBR 中硝酸毛果芸香碱的含量

时间	30 min	60 min	90 min	150 min	210 min	270 min	330 min	390 min	450 min
峰面积									
C（μg/ mL）									
Q_n（μg）									

利用 Q_n 对 t 线性回归，求得回归方程，通过斜率得出渗透速率 $J[\mu g/(cm^2 \cdot h)]$，进一步计算表观渗透系数 P_{app}(cm/h)。

回归方程：_____。
渗透速率 $J =$ _____。
表观渗透系数 $P_{app} =$ _____。

3. 房水药动学实验

将不同时间点的房水中硝酸毛果芸香碱的浓度，代入标准曲线方程，计算药物含量，结果填入表 3.20.3，绘制药时曲线图。将数据代入 DAS 软件，计算药动学参数,结果填入表 3.20.4。

表 3.20.3　不同时间房水中硝酸毛果芸香碱的含量

时间	10 min	20 min	30 min	45 min	1 h	2 h	4 h	6 h
峰面积								
C (μg/ mL)								

药时曲线(C-t):

表 3.20.4　硝酸毛果芸香碱滴眼液的房水药动学参数

参数	单位	值
$AUC_{0-12 h}$	mg · h/L	
C_{max}	mg/L	
T_{max}	h	
MRT	h	

【思考题】

(1) 硝酸毛果芸香碱穿透角膜的途径是什么?

(2) 如何增加硝酸毛果芸香碱的眼部渗透?

实验二十一 自微乳的制备、表征、黏液穿透及口服药动学

【实验目的】

(1) 掌握自微乳的制备及表征方法。

(2) 掌握口服制剂黏液渗透的基本方法。

【实验原理】

人体消化道内存在多重复杂的生理屏障,包括消化酶屏障、黏液屏障和上皮细胞膜屏障,其中成分和功能最复杂的是黏液屏障。这些屏障可以防止肠道内有害物质和病原体进入机体内环境,并维持机体内环境的稳定。同时这些屏障也限制了许多药物的吸收,导致其难以到达体内相关靶组织。

肠黏膜作为肠道的第一个结构部位,也是机体固有防御机制的第一道防线,在防止病原体和毒素进入胃肠道,建立共生菌群和免疫防御等方面发挥重要作用。肠黏液是肠黏膜的重要组成部分,它是覆盖在黏膜内侧的凝胶型网状结构,在各肠段上的分布是有差别的。小肠(十二指肠、空肠、回肠)黏液仅有一层松散的、可渗透的黏液,是营养物质主要的吸收场所,而大肠(结肠)黏液屏障由外层和内层组成。外层为"疏松黏液层",是细菌的定植部位;内层则由复层黏液组成,为无菌部位,其小孔径能够阻止细菌等微生物的渗入。黏液的平均孔径在 $100\sim1000$ nm 范围,这类筛网结构使水分、气体与营养物质等小分子物质可以通过黏附性较小的孔,但对于粒径大于网络孔径的物质,则会产生空间位阻。一般来说药物分子越小,越易穿过黏液层。但事实上药物分子过小,随着比表面积的增加,表面能增加,过细的粒子表面更易吸附空气和带有电荷并与黏蛋白产生相互作用,反而不易透过。黏液具有多重屏障特性,除了网络孔径这一物理屏障外,静电作用、疏水作用和氢键等特异性结合作用也会导致药物分子粘连在黏蛋白纤维网上,从而影响营养物质的吸收和药物的递送。

桂皮醛,又名肉桂醛、苯丙烯醛,是樟科植物肉桂的干燥嫩枝及树皮中的主要活性成分,有强烈的肉桂气味。由于其具有烯醛结构和苯环结构,故对光和氧气极不稳定,微溶于水。现代药理学研究表明,其对抗糖尿病和肥胖具有较好疗效,同时还具有防治循环系统疾病、抗菌及抗肿瘤等作用,此外还作为香料和食品添加剂等在人们日常生活中被广泛应用。

胃肠道生物黏附给药系统是指利用黏附性材料与胃、肠黏膜的黏液层和上皮

细胞之间产生生物黏附作用,以延长药物滞留时间或特定部位作用时间的给药系统。研究发现自乳化微乳具有制备简单、降低胃肠道刺激、改善药物口服吸收、提高药物稳定性及生物利用度等优势,因此常常作为疏水性和亲脂性药物的重要载体。本实验将桂皮醛制成自微乳,并对其进行各种表征,研究体外释放情况,并探索微乳液与黏液层的相互作用及透过机制,为后续相关递药系统的开发提供参考。

【实验材料】

1. 仪器

高效液相色谱仪,恒温振荡仪,激光纳米粒度测定仪,透射电镜,Transwell 小室,恒温水浴锅,离心机,手术器械,注射器,电子天平,烧杯,硅胶管等。

2. 试剂

桂皮醛,桂皮酸,聚氧乙烯氢化蓖麻油,吐温 80,1,2-丙二醇,乙腈,乌拉坦,生理盐水,缓冲液,超纯水等。

3. 动物

SD 大鼠,雄性,体重(220 ± 20) g,实验前禁食过夜,自由饮水。

【实验内容】

一、桂皮醛的含量测定方法及标准曲线建立

1. 色谱条件

固定相:C_{18}反相色谱柱(4.6 mm×200 nm,5 μm),流动相:乙腈：0.11%磷酸水($43：57$),检测波长:285 nm,流速:1.0 mL/min,进样量:20 μL。

2. 标准品溶液的制备

精密称取桂皮醛标准品 10 mg,置 10 mL 容量瓶中,用甲醇溶解并稀释至刻度线,摇匀,得到 1 mg/mL 的桂皮醛储备液;精密称取桂皮酸标准品 5 mg,至 5 mL 容量瓶中,得到 1 mg/mL 的桂皮酸储备液。

3. 供试品溶液的配制

体外释放实验和黏膜渗透实验取出的样品,以 800 r/min 离心 10 min,取上清液,即得。

4. 标准曲线的建立

精密量取桂皮醛储备液用甲醇稀释成浓度为 5 μg/mL、10 μg/mL、20 μg/mL、50 μg/mL、100 μg/mL、200 μg/mL、500 μg/mL 的标准品溶液。进样检测，以峰面积对浓度进行线性回归，拟合标准曲线。

二、血浆中桂皮酸的含量测定方法及标准曲线建立

1. 预处理方法

肝素抗凝全血于 5000 r/min 离心 10 min，分离血浆。取 100 mL 血浆，加入 200 mL 甲醇，于 15000 r/min 离心 10 min，取上清液，进样检测。

2. 标准曲线的建立

用大鼠的空白血浆将桂皮酸标准品储备液稀释成浓度依次为 5 μg/mL、10 μg/mL、20 μg/mL、50 μg/mL、100 μg/mL、200 μg/mL、500 μg/mL 的血浆样品，按照"预处理方法"的步骤操作，进样检测，以峰面积对桂皮酸浓度线性回归，拟合标准曲线。

3. 血浆样品的测定

将不同时间的血浆样品，按照"预处理方法"的步骤操作，进样检测，代入标准曲线计算各个时间点的血药浓度。

三、桂皮醛自微乳的制备及表征

1. 桂皮醛自微乳的制备

将 5% 桂皮醛和 5% 大豆油作为油相，聚氧乙烯氢化蓖麻油和吐温 80 以 60%（6∶4）作为混合表面活性剂，1,2-丙二醇以 30% 作为助表面活性剂。将以上三相加入西林瓶中，旋涡振荡 10 min 混合均匀，于 37 ℃ 水浴静置 24 h 以达到平衡，即得桂皮醛自微乳。

2. 粒径分布及 Zeta 电位测定

取适量桂皮醛自微乳于试管中，用超纯水稀释 10 倍，再用激光纳米粒度测定仪检查粒度、多分散指数（PDI）及 Zeta 电位。

3. 透射电镜(TEM)观察

取适量桂皮醛自微乳,加水稀释 50 倍,滴于带有支持膜的铜网上,待稍干后,以 1%磷钨酸溶液染色,于透射电镜下观察并拍照。

四、桂皮醛自微乳的体外释放

释放介质体积为 50 mL 的 PBS 缓冲液(pH 6.8),水浴温度为(37±0.5)℃,取 10 mg 自微乳置透析袋中,分别于 5 min、10 min、20 min、30 min、60 min、120 min、240 min、360 min、480 min、720 min 取样 1 mL,并补充 1 mL 释放介质,将样品按照"供试品溶液的配制"的步骤操作,HPLC 进样测定,以累积释药分数对取样时间进行线性回归,拟合释放方程,推测释药机制。

五、桂皮醛自微乳的黏液渗透

将 3%猪胃黏蛋白加入 pH 6.8 的 PBS 缓冲液中,随后将混合物在冰上温和搅拌 2 h,将黏蛋白溶液置于 37 ℃ 环境下搅拌至使用。实验前 20 min,在 37 ℃,100 r/min 条件下使用 PBS 将自微乳稀释 20 倍。然后取 25 μL 的黏蛋白溶液加入小室中,在溶液上层分别加入 100 μL 的微乳液,在 24 孔板中加入 600 μL 的 pH 6.8 的PBS 缓冲液。将 24 孔板放入恒温振荡箱中在 37 ℃、120 r/min 条件下孵育 6 h。分别在 1 h、2 h、4 h、6 h 从接收装置中吸取 100 μL 的样品,并补充等量的 PBS。将样品按照"供试品溶液的配制"的步骤操作,HPLC 进样测定,计算累计渗透量。将桂皮醛的累积渗透量(Q_n,mg)对时间(t)作图,药物的渗透速率是曲线的线性部分斜率。根据公式(21.1)计算渗透速率常数 k_a[mg/(min · cm^2)],再根据 Fick's 第一扩散定律计算表观渗透系数 P_{app}(cm/min)。

$$k_a = \frac{dQ}{dt} \times \frac{1}{A} \tag{21.1}$$

$$P_{app} = \frac{k_a}{C_0} \tag{21.2}$$

式中,$\dfrac{dQ}{dt}$ 为渗透速率,mg/min;A 为扩散面积,cm^2;C_0 为初始浓度,mg/mL。

六、桂皮醛自微乳的口服药动学

抓取 SD 大鼠,将自微乳以 10 mL/kg 的剂量进行灌胃。分别于 5 min、10 min、30 min、60 min、120 min、240 min、360 min、720 min 进行眼眦取血,血浆样品按照"预处理方法"的步骤操作,进样测定。将桂皮酸的峰面积带入血浆样品的标准曲线方程,计算血药浓度。用 DAS 药动学软件处理数据,获得口服桂皮醛自微乳的药动学参数。

【注意事项】

(1) 由于桂皮醛在体内容易代谢成桂皮酸,因此用血浆样品检测桂皮酸的浓度。

(2) 在进行透射电镜观察前,制剂不宜放置过久。

(3) 眼眦取血后需要对大鼠及时补充生理盐水,且取血量应控制在 0.5 mL 以下。

(4) 为更好比较自微乳的口服吸收效果,可以采用桂皮醛溶液剂作为参比制剂进行研究。但是配制溶液剂时,如果一定要用增溶剂,必须控制用量。

【实验结果】

1. 标准曲线的建立

(1) 桂皮醛标准曲线的建立。

将不同浓度的桂皮醛标准品溶液的峰面积填入表 3.21.1。

表 3.21.1　不同浓度的桂皮醛标准品溶液的峰面积

浓度（μg/mL）	峰面积
5	
10	
20	
50	
100	
200	
500	
线性回归方程	
回归系数	
线性范围	

(2) 血浆中桂皮酸标准曲线的建立。

将不同浓度的桂皮酸血浆标准品溶液的峰面积填入表 3.21.2。

表 3.21.2　不同浓度的桂皮酸血浆标准品溶液的峰面积

浓度（μg/mL）	峰面积
5	
10	
20	
50	
100	
200	
500	
线性回归方程	
回归系数	
线性范围	

2. 自微乳的表征

（1）粒径与 Zeta 电位。

粒径：_____。

PDI：_____。

Zeta 电位：_____。

（2）透射电镜观察。

记录形态并拍照，照片记录如下：

3. 桂皮醛自微乳的体外释放

将桂皮醛自微乳的体外释放结果填入表3.21.3。

表3.21.3　桂皮醛自微乳的体外释放结果

t（min）	峰面积	C（μg/mL）	累积释药分数
5			
10			
20			
30			
60			
120			
240			
360			
480			
720			

桂皮醛自微乳的释放方程：_____。

桂皮醛自微乳的释放机制：_____。

4. 桂皮醛自微乳的黏液渗透

将桂皮醛的累积渗透量（Q_n）对时间（t）线性回归，曲线的线性部分斜率是药物的渗透速率。根据式（21.1）计算渗透速率常数k_a［mg/（min·cm²）］，再根据Fick's第一扩散定律计算表观渗透系数P_{app}（cm/min），结果填入表3.21.4。

表3.21.4　桂皮醛自微乳的黏液渗透结果

t（min）	峰面积	C（μg/mL）	累积渗透量 Q_n（mg）
60			
120			
240			
360			

桂皮醛自微乳的黏液渗透方程：_____。

渗透速率常数k_a［mg/（min·cm²）］= _____。

表观渗透系数P_{app}（cm/min）= _____。

5. 桂皮醛自微乳的口服药动学

将桂皮酸的峰面积带入血浆样品的标准曲线方程,计算血药浓度,结果填入表3.21.5。用 DAS 药动学软件处理数据,获得口服桂皮醛自微乳的药动学参数,结果填入表3.21.6。

表3.21.5　桂皮醛自微乳的血药浓度

时间段	5 min	10 min	30 min	60 min	120 min	240 min	360 min	720 min
峰面积								
浓度（μg/ mL）								

表3.21.6　桂皮醛自微乳的药动学参数

参数	单位	值
C_{max}	μg/ mL	
T_{max}	h	
$AUC_{0-\infty}$	μg · h /mL	
$t_{1/2}$	h	
V	mL	

【思考题】

（1）能突破黏液屏障的药剂学策略有哪些?

（2）考察制剂黏液穿透的方法还有哪些,它们各有什么优点和缺点?